I0429067

Pflanzliche Antibiotika & Antivirale Heilmittel

Sanfte Heilung aus der Natur

10 Heilpflanzen und ihre Wirkung

Inkl. Grundlagenwissen der Salbenherstellung und Rezepten

Auflage 2015 Dezember
ISBN-13 978-1523256471
ISBN-10 1523256478

Webseite www.mira-brand.de
Email: mira@mira-brand.de
Infos zu Impressum:
Mira Brand
c/o Autoren.Services
Zerrespfad 9
53332 Bornheim
Gestaltung : Martin Müller
Bilder: Kozzi Photography

Newsletter Eintrag für Neuerscheinungen,
bitte per Email Anfrage an:
newsletter@mira-brand.de

Mira Brand

Pflanzliche Antibiotika & Antivirale Heilmittel

Sanfte Heilung aus der Natur

10 Heilpflanzen und ihre Wirkung

Inkl. Grundlagenwissen der Salbenherstellung und Rezepten

Inhaltsverzeichnis

Vorwort

Vielen Dank, dass Du "Pflanzliche Antibiotika & Antivirale Heilmittel – **Sanfte Heilung** aus der Natur" erworben hast! Dieses Buch ist die Fortsetzung von "Pflanzliche Antibiotika und antivirale Heilmittel: Die Heilkraft aus der Natur". Falls du den ersten Band noch nicht gelesen hast, findest du in den ersten Kapiteln noch einmal einen kleinen Abriss über Antibiotika, antibiotisch wirkende Pflanzenstoffe und ihre richtige Anwendung. Dann geht es richtig los, denn im Hauptteil stelle ich dir wieder neun tolle Heilpflanzen vor, gegen die Bakterien, Viren und Pilze alt aussehen. Nummer zehn ist keine Heilpflanze, aber trotzdem ein Naturprodukt und steht den pflanzlichen Antibiotika in Nichts nach.

Im letzten Kapitel findest du ein paar tolle Anregungen, um dein neues Wissen gleich anzuwenden. Mit Heilpflanzen kann man nämlich nicht nur Tee machen! Darum halten die letzten Seiten einige anfängertaugliche Rezepte für Heilsalben, Hustenbonbons und mehr für dich bereit. Schau doch gleich mal nach!

Beachte bitte, dass die in diesem Buch enthaltenen Informationen nicht die fachkundige Beratung durch eine Ärztin oder einen Arzt ersetzen kann. Wenn deine Beschwerden nach einer Woche nicht besser werden, sich sogar verschlimmern oder du plötzlich hohes Fieber bekommst, solltest du dich umgehend in ärztliche

Behandlung geben. Das gleiche gilt für ernsthafte oder chronische Erkrankungen. In Absprache mit deiner Ärztin oder deinem Arzt können jedoch pflanzliche Präparate therapiebegleitend eingesetzt werden.

Pflanzliche Antibiotika

Im ersten Buch findest du ausführliche Informationen über chemische und pflanzliche Antibiotika. Falls du es noch nicht gelesen hast, gibt dir das folgende Kapitel einen Überblick zum Thema "Antibiotisch wirkende Pflanzen".

Woher stammen natürliche Antibiotika?

Die Natur hält eine Vielzahl von Stoffen bereit, die eine antibakterielle Wirkung haben. Dabei handelt es sich meist um Stoffwechselprodukte von Bakterien, Pilzen, Algen, Flechten und höheren Pflanzen. Sie dienen der Abwehr von schädlichen Organismen, denn im Gegensatz zu Tieren oder Menschen haben diese Lebewesen kein lernfähiges Immunsystem mit Antikörpern. Besonders Pflanzen haben im Laufe der Evolution vielseitige Strategien zur Abwehr von Krankheitserregern und Schädlingen entwickelt. Diese reichen von rein passiven Verteidigungsmaßnahmen wie einer besonders dicken Wachsschicht auf den Blättern bis hin zur aktiven Freisetzung bestimmter Stoffe, die den Angreifer verjagen, in seiner Entwicklung hemmen oder sogar abtöten können. Manche dieser Substanzen entfalten die gleiche Wirkung auch im menschlichen Körper, andere stärken das Immunsystem oder schützen die Zellen. Übrigens sind diese sogenannten sekundären

Pflanzenstoffe in allen Obst-, Gemüse- und Kräuterarten enthalten und tragen als Bestandteil einer ausgewogenen Ernährung zu unserer Gesundheit bei.

<u>Worin unterscheiden sie sich von herkömmlichen Medikamenten?</u>

Genau genommen sind konventionelle Antibiotika ebenfalls natürlicher Herkunft. Schließlich stammen die Wirkstoffe in den meisten Fällen von Pilzen oder anderen Mikroorganismen. Denk doch nur einmal an das Ur-Antibiotikum Penicillin, das von einem Schimmelpilz mit dem wissenschaftlichen Namen *Penicillium notatum* gebildet wird. Auch die Wirkstoffe vieler anderer Medikamente haben ihren Ursprung in der Natur. Das berühmteste Beispiel ist sicher die Acetylsalicylsäure, die in der Rinde des Weidenbaums enthalten ist und in jeder Apotheke als das Schmerzmittel "Aspirin" verkauft wird.

Viele Menschen glauben, dass Antibiotika nur noch synthetisch hergestellt werden, doch dem ist nicht so. In den meisten Fällen werden die Wirkstoffe noch immer aus Pilzen oder anderen Organismen isoliert. Eine künstliche Herstellung ist zwar theoretisch möglich, doch die Wirksubstanzen sind oft von sehr komplexer Struktur und ihre Synthese daher aufwändig und teuer.

Beide Antibiotika-Typen stammen also aus der Natur. Dennoch unterscheiden sie sich in zwei wichtigen Punkten und zwar in ihrer Wirkung auf die menschliche Darmflora und in Bezug auf die Resistenzbildung.

Beginnen wir mit dem ersten Punkt: In unserem Darm leben Millionen nützlicher Bakterien, die uns mit Vitaminen versorgen, bei der Verdauung unterstützen, Krankheitserreger bekämpfen und auch sonst einfach unentbehrlich sind. Die meisten dieser winzigen Helferlein leben im Dünndarm und genau dort werden auch die Wirkstoffe normaler Antibiotika ins Blut aufgenommen. Leider unterscheiden diese aber nicht zwischen "guten" und "schlechten" Bakterien, so dass die Darmflora, also die Gesamtheit aller im Darm lebenden Bakterien durch die Einnahme von Antibiotika aus dem Gleichgewicht geraten kann. Dadurch kommt es zu Verdauungsproblemen, Durchfall, Pilzinfektionen bis hin zu einem geschwächten Immunsystem. Hier haben antibiotisch wirksame Pflanzenstoffe die Nase vorn: Sie gehen nämlich schon in einem vorderen Darmabschnitt, dem Dickdarm, in den Blutkreislauf über und kommen so gar nicht erst mit der empfindlichen Darmflora in Kontakt.

Konventionelle Antibiotika sind wichtige Medikamente. Sie haben dazu beigetragen, dass einst gefährliche Infektionskrankheiten so gut wie ausgerottet und in unseren Breiten längst in Vergessenheit geraten sind und sind eine der wichtigsten Waffen der Medizin. Leider haben Bakterien jedoch die Fähigkeit, Resistenzen gegen die sie angreifenden Wirkstoffe zu entwickeln, welche dadurch nutzlos werden. Im weiteren Verlauf entstehen resistente oder sogar multiresistente Keime wie MRSA, die ein ernsthaftes Problem darstellen.

Wie kann das passieren? Eigentlich ist die Bildung von Resistenzen ein ganz natürlicher Vorgang. Sie entstehen durch Mutationen im Genom des Bakteriums. Bakterien haben außerdem die Fähigkeit, die Mutation untereinander weiterzugeben. So entstehen nicht nur einzelne resistente Individuen sondern ganze Stämme, gegen die das Medikament nichts mehr ausrichten kann. Begünstigt wird dieser Prozess durch den unnützen und unbedachten Einsatz von Antibiotika, zum Beispiel bei Virusinfektionen. Einer Statistik zufolge werden 95 % aller Hustenerkrankungen durch Viren verursacht. Dennoch verschreiben deutsche Ärzte in 50 % aller Fälle dem Patienten ein Antibiotikum, das gegen diese Krankheitserreger gar nicht wirkt.

Auch die zu häufige Verwendung von Breitbandantibiotika trägt zur Bildung resistenter Keime bei. Diese Medikamente wirken gegen viele verschiedene Erreger gleichzeitig und sollten nur dann eingesetzt werden, wenn das krankheitsverursachende Bakterium noch unbekannt ist und der Gesundheitszustand der Patientin oder des Patienten es erforderlich macht. Sobald der Erreger bestimmt ist, sollte es durch ein spezifisch wirkendes Medikament ersetzt werden.

Doch nicht nur die MedizinerInnen sind "schuld" an den wachsenden Resistenzen. Denn auch PatientInnen, die ihr verordnetes Antibiotikum falsch einnehmen oder die Therapie zu früh abbrechen, tragen maßgeblich zu einer Entwicklung resistenter Keime bei. Sollte dir einmal ein

Antibiotikum verschrieben werden, dann halte dich bitte unbedingt an die Anweisungen zur richtigen Einnahme und brich die Behandlung nicht vorzeitig ab, auch wenn du dich schon besser fühlst.

Die industrielle Tierhaltung ist ebenfalls für die Entstehung resistenter Bakterienstämme mitverantwortlich, da hier oft schon vorbeugend Medikamente verabreicht werden.

Resistente Keime findet man oft dort, wo Antibiotika gezielt und in richtiger Dosierung aber auch häufig eingesetzt werden, nämlich in Krankenhäusern und dort besonders auf den Intensivstationen. Hier ist besonders problematisch, dass viele der PatientInnen ohnehin schon geschwächt sind und eine Infektion mit diesen "Krankenhauskeimen" auf jeden Fall vermieden werden muss.

Bei der Verwendung herkömmlicher Antibiotika gilt der Spruch "The more you use it, the quicker you lose it" – je öfter ein Wirkstoff eingesetzt wird, desto schneller schaffen es die Bakterien, eine Resistenz dagegen zu entwickeln. Dies gilt zum Glück nicht für Antibiotika pflanzlicher Herkunft! Bisher gibt es keinen einzigen Bakterienstamm, der gegen diese Wunderwaffen der Natur resistent ist. Warum das so ist, ist noch nicht eindeutig geklärt. Möglicherweise liegt es an den verschiedenen Wirkungsmechanismen. Konventionelle Medikamente greifen die Bakterien gezielt an einer ganz bestimmten Stelle an und lösen zum Beispiel nur ihre Zellwand auf. In diesem Fall ist es für die Bakterien relativ leicht, eine Resistenz zu finden. Sie probieren einfach solange verschiedene Genkombinationen aus, bis das Medikament ihnen nichts mehr anhaben kann. Anders verhält es sich bei pflanzlichen Antibiotika. Diese enthalten oft nicht nur einen einzelnen Wirkstoff sondern einen wahren Cocktail verschiedener Substanzen, welche die Bakterien von allen Seiten attackieren. Die Resistenzbildung wird dadurch wesentlich erschwert.

Aus diesem Grund werden Antibiotika pflanzlicher Herkunft immer interessanter. Schon jetzt empfehlen manche MedizinerInnen sie bei harmlosen Erkältungskrankheiten oder unkomplizierten Harnwegsinfekten. Gerade in diesen Fällen kann eine Therapie mit pflanzlichen Mitteln die Verwendung konventioneller Antibiotika ersetzen, deren Wirksamkeit dadurch für die wirklich ernsten Fälle länger erhalten bleibt.

Pflanzliche Antibiotika sind schon seit einigen Jahren Gegenstand vielfältiger wissenschaftlicher Untersuchungen. Es wird vermutet, dass sie bei der Bekämpfung multiresistenter Keime und schwerwiegender Infektionskrankheiten in Zukunft eine wichtige Rolle spielen könnten. Bis dahin gilt allerdings: Pflanzliche Präparate dürfen nur bei harmlosen Erkrankungen eingesetzt werden. Solltest du mehr als drei Tage hohes Fieber haben oder gar unter einer chronischen oder stark ansteckenden Krankheit leiden, dann geh bitte zu deiner Ärztin oder deinem Arzt. Der Einsatz von Heilpflanzen zur Behandlung von Kindern, alten Menschen, schwangeren oder stillenden Frauen sollte ebenfalls erst nach ärztlicher Rücksprache erfolgen.

Die richtige Anwendung natürlicher Antibiotika

Welche Stoffe haben antibiotische Wirkung?

In der Natur kommen viele verschiedene Substanzen vor, die Bakterien abtöten oder in ihrer Entwicklung hemmen. Die Antibiotika pflanzlichen Ursprungs gehören meist zu den Glucosinolaten oder zu den ätherischen Ölen. Beide Stoffgruppen möchte ich dir hier kurz vorstellen.

Die **Glucosinolate**, oder auch **Senfölglycoside** bestehen aus Aminosäuren und enthalten vor allem Schwefel und Stickstoff. Sie werden vor allem von Pflanzen aus der Familie der Kreuzblütler gebildet. Dazu gehören zum Beispiel die zahlreichen Kohlarten, Senf, Radieschen, Meerrettich, Kresse, Rucola oder auch Raps. Auch die Kapuzinerkresse enthält Senfölglycoside. Sie wird gemeinsam mit anderen Heilpflanzen im Buch "Pflanzliche Antibiotika und antivirale Heilmittel: Die Heilkraft aus der Natur" ausführlich vorgestellt. Senfölglycoside dienen der Pflanze eigentlich zum Schutz vor Schädlingen und Krankheitserregern. Wenn nämlich eine Raupe (oder auch ein Mensch) an einem Kohlblatt knabbert, aktiviert die Zerstörung der Zellen ein bestimmtes Enzym, das wiederum die aktive Komponente des Senfölglycosids abspaltet. Dabei handelt es sich um verschiedene Stoffe aus der Gruppe der Senföle (oder Isothiocyanate), die den typischen scharfen senf-artigen Geschmack dieser Gemüsepflanzen erzeugen. Sie vertreiben nicht nur die Raupe, sondern hemmen die Entwicklung und Ausbreitung von Viren, Bakterien und Pilzen. Es wird außerdem vermutet, dass sie im menschlichen Körper krebserregende Substanzen eliminieren können.

Die zweite große Gruppe der antibiotischen Wirkstoffe pflanzlicher Herkunft sind die **ätherischen Öle**. Fast alle der in diesem Buch vorgestellten Heilpflanzen verdanken ihre antimikrobiellen Eigenschaften dieser Stoffgruppe. Im Grunde genommen handelt es sich gar nicht um Öle, sondern um leicht flüchtige, in Fett lösliche Substanzen, die aus vielen chemischen Verbindungen zusammengesetzt sind. Ätherische Öle sind meistens Duft- und Aromastoffe, doch sie erfüllen in der Pflanze auch andere Aufgaben. Es wird vermutet, dass sie sogar als Botenstoffe dienen, um mit anderen Pflanzen zu kommunizieren oder um Nützlinge anzulocken. Abhängig von ihrer Zusammensetzung sind ätherische Öle antimikrobiell und krampflösend. Andererseits reizen sie Haut und Schleimhaut und können Allergien auslösen, darum ist eine Anwendung des unverdünnten Öls nicht immer angebracht. Stark riechende ätherische Öle dürfen nicht von Säuglingen und Kleinkindern eingeatmet werden, denn sie können Atemprobleme und Atemnot auslösen.

Haben natürliche Antibiotika auch Nebenwirkungen?

Pflanzliche Heilmittel werden gelegentlich verharmlost und im Vergleich zu "chemischen" Medikamenten als ungefährlicher oder "gesünder" empfunden. Dem ist leider nicht so. Arzneipflanzen enthalten hoch wirksame Stoffe, die nicht von jedem Menschen gleich gut vertragen werden und Nebenwirkungen oder auch Allergien auslösen können. Bestimmte Pflanzeninhaltsstoffe beeinflussen auch die Aufnahme oder Wirksamkeit anderer Medikamente oder sensibilisieren die Haut für Sonnenlicht.

Arzneipflanzen und Zubereitungen aus ihnen sollten nicht als ungefährliche Hausmittelchen abgetan werden, sondern als das betrachtet was sie sind: Medikamente. Dafür solltest du ihnen etwas Respekt entgegenbringen, meinst du nicht auch?

Was ist bei der Dosierung zu beachten?

Die richtige Dosierung von Heilkräutern ist nicht immer einfach. Es handelt sich schließlich um Naturprodukte, deren Wirkstoffgehalt von vielen Umweltfaktoren abhängig ist. Darum kommen wissenschaftliche Studien ein- und derselben Heilpflanze manchmal zu sehr unterschiedlichen Ergebnissen.

Die wichtigste Faustregel in der Kräuterheilkunde ist sicher das bekannte Zitat von Paracelsus: "*Alle Ding' sind Gift und nichts ohn' Gift; allein die Dosis macht, dass ein Ding kein Gift ist.*" Ob etwas giftig ist oder nicht, ist also allein von der Dosierung abhängig. Manche Pflanzen die in der Kräuterheilkunde eingesetzt werden gelten als hochgiftig, doch in der richtigen Dosis können sie bestimmte Leiden heilen. Das beste Beispiel dafür ist der als hochgiftig geltende Fingerhut (Digitalis), der in der richtigen Anwendung Herzbeschwerden lindern kann. Besonders solche Pflanzen sollten niemals eigenmächtig angewendet werden, sondern gehören in fachkundige Hände! Doch auch als ungiftig eingestufte Heilkräuter können unangenehme Nebenwirkungen auslösen wenn sie in zu großer Menge oder über einen längeren Zeitraum hinweg angewendet werden.

Die richtige Dosierung ist je nach Art der Pflanze und Anwendungsgebiet verschieden, es gibt keine allgemeingültige Anleitung.

Wenn du dich umfassend informierst und die Anweisungen befolgst, kannst du nichts falsch machen. Falls du doch Zweifel hast, deine Beschwerden schlimmer werden oder aber nach Absetzen des Mittels wiederkommen, dann solltest du auf jeden Fall zum Arzt gehen.

Zehn Heilpflanzen im Porträt

Im ersten Buch wurden bereits einige antibiotisch oder anderweitig heilsam wirkende Pflanzen vorgestellt. Natürlich gibt es in der Natur noch viele weitere Pflanzen (und auch andere Naturprodukte), die bei der Bekämpfung von Viren, Bakterien und Pilzen sehr nützlich sind. In diesem Kapitel werden zehn weitere Naturheilmittel ausführlich beschrieben. Du erfährst warum sie so wirksam sind, welche Beschwerden sie lindern können und wie du sie sicher anwenden kannst.

Aloe vera (*Aloe vera* syn. *Aloe barbadensis*)

Die Echte Aloe oder synonym *Aloe vera* gehört in der Familie der Grasbaumgewächse zur Gattung der Aloen, die mehr als 500 Arten umfasst. Sie ist bestens an trockene, heiße Standorte angepasst und kann in ihren dicken, fleischigen Blättern eine große Menge Wasser speichern. Aloe vera hat nur einen kurzen Stamm, um den die dicken Blätter spiralig angeordnet sind und eine Rosette bilden. Die Blätter sind von graugrüner bis gelblicher Farbe. Sie werden bis zu 50 cm lang und haben oft einen scharf gezahnten Rand.

Wilde Aloe-Arten stehen meist unter Naturschutz. Sie kommen normalerweise nicht in unseren Breiten vor, sondern sind eher in subtropischen und tropischen Gebieten. Doch auch im deutschen Klima kann eine Aloe-Pflanze problemlos gedeihen. In einem Topf mit sandhaltigem Substrat, an einem warmen Standort und sparsam bewässert fühlt sie sich am wohlsten. Aloe vera ist nicht winterhart und sollte während der kalten Jahreszeit im Haus oder im Wintergarten aufgestellt werden. Bei sorgfältiger Pflege wird dir deine Aloe vera viele Jahre lang Freude bereiten. Ganz nebenbei stellt sie dir jederzeit frisches Pflanzenmaterial für die Herstellung von Heil- und Kosmetikprodukten zur Verfügung.

Sowohl das gelartige Blattinnere als auch der getrocknete, milchige Pflanzensaft werden zu pharmazeutischen und kosmetischen Zwecken verwendet. Das Aloe-Gel gewinnt man aus dem Wasserspeichergewebe der geschälten Blätter. Es besteht zu 98 % aus Wasser. Der hohe Gehalt an Polysacchariden verleiht ihm eine schleimige Konsistenz. Daneben enthält es verschiedene Einfachzucker, wasserlösliche Vitamine, Aminosäuren, Glycoproteine, Aloenine, die schmerzstillende Salicylsäure und andere Substanzen. Bei sorgfältiger Herstellung sollte es frei von dem abführenden Aloin sein. Dieses ist in dem gelben, bitter schmeckenden Saft ("Aloe-Latex") enthalten, der sich direkt unter der Blattrinde befindet. Durch sorgsames Eindampfen wird daraus eine pharmazeutisch wirksame

Droge gewonnen, die durch die enthaltenen Anthranoide, z.B. das Aloin eine stark abführende Wirkung hat. Mittlerweile ist deren Bedeutung aber merklich zurückgegangen, da es besser verträglichere Wirkstoffe gibt.

Anwendungsgebiete: Zubereitungen aus Aloe vera werden sowohl innerlich (Saft) als auch äußerlich (Gel) verwendet.

Aus dem getrockneten Pflanzensaft der Aloe vera werden Medikamente zur Behandlung von Verstopfungen hergestellt. Die enthaltenen Anthranoide reizen den Darm und beschleunigen die Darmpassage des Nahrungsbreis, so dass es zu einer verminderten Aufnahme von Wasser und Elektrolyten in den Blutkreislauf kommt. Solche Arzneimittel sind apothekenpflichtig und dürfen nicht eigenmächtig verwendet oder hergestellt werden. Die Therapie mit anthranoidhaltigen Abführmitteln ist stark zurückgegangen und wird nur dann angewendet, wenn andere Mittel (Flohsamen, Bauchmassage, Ernährungsumstellung, ausreichende Flüssigkeitszufuhr usw.) keine Wirkung gezeigt haben. Da die im Aloe-vera-Saft enthaltenen Substanzen in Verdacht stehen, krebserregend zu sein, hat das Bundesinstitut für Arzneimittel und Medizinprodukte die Einnahme der daraus hergestellten Abführmittel auf zweimal pro Woche und nicht länger als zwei Wochen beschränkt.

Das Aloe-vera-Gel ist frei von Anthranoiden und darum besser verträglich. Ihm wird eine entzündungshemmende Wirkung nachgesagt, die aber bisher nicht wissenschaftlich bestätigt werden konnte. Mehrere Studien bestätigen aber, dass das Gel die Neubildung verletzter Haut beschleunigt. Darum wird es zur Behandlung von Wunden, Verbrennungen, Sonnenbrand, entzündlichen Hauterkrankungen, Erfrierungen und Insektenstichen empfohlen. Bei Herpes labiales und Herpes genitales kann es die Abheilung der Bläschen beschleunigen. Aloe vera lindert auch die unangenehmen Beschwerden von Hämorrhoiden und Analfissuren. Nach einer Radiotherapie kann Aloe vera der Haut dabei helfen, Strahlenschäden schneller zu reparieren.

Extrakte aus dem Aloe-vera-Gel werden oft in Kosmetikprodukten verwendet. In Cremes und Body Lotions dienen sie meist als Feuchtigkeitsspender.

Darreichung und Dosierung: Zur innerlichen Anwendungen kommen nur fertige Produkte aus der Apotheke. Halte dich bitte an die Anweisungen deines Arztes, befolge die Angaben der Packungsbeilage oder entscheide dich, angesichts der Nebenwirkungen für ein besser verträgliches Medikament.

Aloe-vera-Gel kannst du aus den Blättern deiner eigenen Pflanze frisch zubereiten oder aber stabilisierte Fertigpräparate benutzen, die es in der Drogerie zu kaufen gibt. Falls du eine Aloe vera besitzt, dann schneide eines der unteren Blätter möglichst nah am Stamm ab. Um den gelben, alloinhaltigen Saft loszuwerden, stellst du das Blatt für eine Stunde senkrecht auf, zum Beispiel in der Küchenspüle. Danach wäschst du das Blatt gründlich. Besonders große Blätter kannst du zur besseren Handhabung in mehrere Teile schneiden. Dann entfernst du mit einem möglichst keimfreien Messer zuerst links und rechts die gezahnten Blattränder und anschließend die Haut auf der Oberseite des Blattes. Geh ruhig großzügig vor. Nun kannst du mit einem Löffel das Gel in eine Schale schaben. Sollten sich dann noch größere Stücken in der schleimigen Flüssigkeit befinden, presst du sie durch ein Sieb. Wenn du ganz feines Gel haben möchtest, kannst du es auch pürieren.

Aloe-vera-Gel wird drei- bis fünfmal täglich großzügig auf die betroffene Haut aufgetragen. Dazu brauchst du ungefähr 100 ml. Es sollte jeden Tag frisch zubereitet und immer im Kühlschrank aufbewahrt werden.

Wechselwirkungen sind nur bei der Anwendung als Abführmittel bekannt, durch die eine Störung des Elektrolythaushalts zustande kommen kann. Bei dauerhafter Einnahme wird dadurch die Wirkung verschiedener Herzmedikamente herabgesetzt.

Nebenwirkungen und Gegenanzeigen: Bei der innerlichen Anwendung kann es zu einer harmlosen Rotfärbung des Urins kommen. Eine Überdosierung des Präparats führt zu krampfartigen Bauchschmerzen und starken Durchfällen in deren Folge lebensbedrohliche Wasser- und Elektrolytverluste auftreten können.

Aloin ist krebserregend und erbgutschädigend, darum sollte Aloe vera als Abführmittel nur dann eingesetzt werden, wenn die Verstopfung mit keinem anderen Medikament aufgelöst werden konnte.

Kinder unter 12 Jahren, sowie schwangere und menstruierende Frauen dürfen keine aloinhaltigen Medikamente einnehmen.

Bei der äußerlichen Anwendung des Gels sind keine Nebenwirkungen bekannt. Vereinzelt wird aber von allergischen Reaktionen berichtet. Nach einem chemischen Peeling oder einer Dermabrasion solltest du mindestens eine Woche warten, bevor du die entsprechenden Hautstellen mit Aloe vera behandelst.

Anis (*Pimpinella anisum*)

Der Echte Anis stammt aus dem östlichen Mittelmeergebiet und Kleinasien. Er gehört zur Familie der Doldenblütler und ist mit vielen anderen Heil-, Gewürz- und Gemüsepflanzen, zum Beispiel der Möhre, der Petersilie oder dem Dill nah verwandt. Ausgrabungen bestätigen, dass Anis schon mindestens seit der Antike bekannt ist und bereits damals als Gewürz verwendet wurde. Die Früchte verfeinerten Brot, Kuchen und Wein und der markante Geruch wurde gern in verschiedenen Duftölen verwendet. Heute wird Anis zum Beispiel in der Weihnachtsbäckerei verwendet. Außerdem verleiht das Gewürz verschiedensten Spirituosen ihren unverwechselbaren Geschmack. Dazu gehören beispielsweise französischer Pernod, türkischer Rakı oder schweizerischer Absinth. Heute wird Echter Anis meistens durch den ertragreicheren und billigeren Sternanis ersetzt, der ein sehr ähnliches Aroma hat, aber anders aussieht und nicht näher verwandt mit dem Doldenblütler ist.

Anis ist eine einjährige Pflanze, deren aufrechter, stark verzweigter Stängel leicht behaart ist und zwischen 10 und 60 cm hoch wird. Die unteren Blätter sind rundlich und ungeteilt, die Stängelblätter sind ein- oder zweifach gefiedert und die obersten Stängelblätter sind stark reduziert und erinnern ein wenig an Möhren- oder Dilllaub. Anis blüht zwischen Juni und September. Aus den weißen, in doppeldoldigen Blütenständen angeordneten Blüten reifen zum Ende der Blütezeit die eiförmigen, 3 bis 5 mm langen Früchte heran. Sie sind graugrün und ähneln den Samen der Petersilie, von denen sie vor allem eine graue Behaarung unterscheidet. Sobald sich die Stängel gelb färben, meist im August oder September, können die Anisfrüchte geerntet werden. Aus den zerkleinerten Samen wird dann per Wasserdampfdestillation ein ätherisches Öl gewonnen, das den Hauptwirkstoff des Echten Anises ausmacht. Es besteht zu über 90 % aus trans-Anethol sowie aus Estragol und weiteren Substanzen. Das ätherische Öl des Sternanises ist aus den gleichen Stoffen zusammengesetzt, enthält aber zusätzlich noch einige Monoterpene. Anisaldehyd, ein Oxidationsprodukt des Anethols, dient als Ausgangsstoff zur Herstellung verschiedener Antihistaminika. Anisöl muss lichtgeschützt aufbewahrt werden (z.B. in Behältern aus Braunglas), da durch Lichteinwirkung die Molekülstruktur des trans-Anethols verändert wird. Es entsteht das sehr viel toxischere cis-Anethol sowie östrogenähnliches Dianethol. Neben dem ätherischen Öl enthalten Anisfrüchte Phenolcarbonsäuren, Glucisode, Cumarine, Flavonoide, Fette, Proteine, Kohlenhydrate und Mineralstoffe.

Anethol wirkt schleimlösend, auswurffördernd, krampflösend und antibakteriell. Die weiteren Inhaltsstoffe des Anises verleihen ihm verdauungsfördernde Eigenschaften. Außerdem regt Anis die Milchbildung stillender Frauen an.

Anwendungsgebiete: Anis wird bei Grippe, Erkältungskrankheiten, Bronchitis und anderen die Atemwege betreffenden Krankheiten verwendet, um den Hustenreiz zu lindern und das Abhusten zu erleichtern. Bei einer Nasennebenhöhlenentzündung und Schnupfen nutzt man ebenfalls die schleimlösende Wirkung von Anis. Auch bei Verdauungsproblemen, Völlegefühl, Blähungen und Bauchschmerzen hilft Anis.

Für die äußerliche Anwendung sind Zubereitungen aus Anisfrüchten nicht geeignet, da das ätherische Öl in geringen Mengen Bergapten enthält. Dieser Stoff sensibilisiert die Haut gegenüber Sonnenlicht und UV-Strahlung. Dadurch kommt es beim Aufenthalt im Freien zu Hautentzündungen mit Blasen und Quaddeln (Photodermatitis) und starken Sonnenbränden, die in der Spätfolge auch zu Hautkrebs führen können.

Darreichung und Dosierung: Extrakte und Auszüge aus Anis findet man in vielen Hustensäften und -tropfen und in einer ganzen Reihe von Heiltees zur unterstützenden Behandlung von Husten und anderen Erkältungsbeschwerden oder zur Linderung von Verdauungsproblemen und Blähungen. Oft enthalten Kräuter- oder Arzneiteemischungen Anis auch zur Verbesserung des Geschmacks.

Unverarbeitete Anisfrüchte erhältst du in der Apotheke. Von einer Wildsammlung solltest du Abstand nehmen.

Anis kommt in unseren Breiten sowieso nur sehr selten wild vor, außerdem besteht für ungeübte KräutersammlerInnen Verwechslungsgefahr mit dem hochgiftigen Gefleckten Schierling.

Bei Husten und Atemwegserkrankungen übergießt du einen halben Teelöffel Anisfrüchte (ca 1,5 g) mit 150 ml kochendem Wasser, lässt sie abgedeckt 10 bis 15 Minuten ziehen. Dieser Tee wird morgens und abends frisch zubereitet getrunken. Bei Magen- und Darmbeschwerden nimmst du davon mehrmals täglich einen Esslöffel voll ein. Es ist sinnvoll, die Samen zuvor grob zu zerkleinern (z.B. mit einem Mörser), damit das ätherische Öl freigesetzt wird. Dieses ist jedoch recht flüchtig, darum sollten zerstoßene Anisfrüchte sofort verwendet werden. Alternativ kann man auch 3 Tropfen Anisöl auf einem Stück Würfelzucker einnehmen.

Bei innerlicher Anwendung beträgt die empfohlene Tagesdosis 3 g Anisfrüchte bzw. 0,3 g ätherisches Öl.

Das ätherische Öl kann bei Husten und Erkältungen auch zur Inhalation verwendet werden. Dazu gibst du 3 bis 5 Tropfen Anisöl auf 1 l kochend heißes Wasser und atmest dann für 10 bis 15 Minuten die wohltuenden Dämpfe ein. Leg dir ein großes Handtuch über den Kopf, damit sie nicht entweichen können.

Wechselwirkungen sind bisher nicht bekannt.

Gegenanzeigen und Nebenwirkungen: Anis kann bei manchen Menschen allergische Reaktionen auslösen. Diese können sich in Hautveränderungen äußern aber auch den Verdauungstrakt betreffen. Falls du bereits gegen andere Doldenblütler allergisch bist, z.B. Beifuß, Sellerie oder Möhren, solltest du Anis besser meiden. Bei Heuschnupfen ist im Umgang mit Anis ebenfalls Vorsicht angebracht, weil es zu Kreuzallergien kommen kann. Die unverdünnte Einnahme des reinen ätherischen Öls führt schon in kleinster Menge zu Erbrechen und starker Übelkeit. Darum solltest du Anisöl vor der Einnahme stets verdünnen oder gering konzentrierte Zubereitungen verwenden.

Das ätherische Öl von Anis und Sternanis kann außerdem eine östrogenähnliche Wirkung haben und sollte daher von Menschen mit Brustkrebs gemieden werden. Wie alle ätherischen Öle wirkt Anisöl abortiv und ist, besonders in größeren Mengen, nicht für Schwangere geeignet. Säuglinge, Kleinkinder und AsthmapatientInnen dürfen Anisöl nicht einatmen.

Anis und Sternanis dürfen nicht in zu großen Mengen oder über einen längeren Zeitraum hinweg konsumiert werden, da das darin enthaltene Estragol im Tierversuch sowohl eine krebserregende als auch erbgutverändernde Wirkung zeigt. Es gibt bislang keine Hinweise darauf, dass Estragol beim Menschen ebenfalls Krebserkrankungen auslösen kann. Diese Substanz ist allerdings nur im ätherischen Öl in höherer

Konzentration enthalten (bis zu 4 %). Tees und Teemischungen mit Anis gelten als unbedenklich. Möchtest du während der Schwangerschaft oder Stillzeit Aniszubereitungen verwenden, solltest du zunächst deine/n Ärztin/Arzt oder ApothekerIn zu Rate ziehen.

Arnika (*Arnica montana*)

Die Echte Arnika ist ein Korbblütengewächs. Ihre heilende Wirkung ist erst seit 300 Jahren bekannt. Wesentlich älter ist die Verwendung als Zauberpflanze in heidnischen Bräuchen, etwa anlässlich der Sommersonnenwende. Einige volkstümliche Bezeichnung der Arnikapflanze wie "Donnerwurz" oder "Wolfsbanner" erinnern noch heute daran.

Arnica montana kommt vor allem in den bergigen Regionen Europas vor. Andere Arnika-Arten findet man beispielsweise in Nordamerika. *Arnica montana* darf nicht gesammelt werden und steht in den meisten Ländern unter Naturschutz. In Belgien ist sie sogar vom Aussterben bedroht! In Deutschland gilt Arnika als gefährdet und steht auf der Roten Liste gefährdeter Arten. Übrigens sind es nicht die Kräuterfans, die durch übermäßiges Sammeln Arnikabestände so stark dezimiert haben. Vielmehr liegt die Gefährdung der Art an der Zerstörung ihres natürlichen Lebensraums. Zum

Glück gibt es inzwischen auch Kultursorten der Arnika die sich für den Feldanbau eignen und natürlich ebenfalls medizinisch verwendet werden können.

Arnika wächst als ausdauernde, krautige Staude, die zwischen 20 und 60 cm hoch wird. Sie ist sommergrün, im Herbst sterben die oberirdischen Pflanzenteile ab. Unterirdisch besitzt Arnika ein fleischiges Rhizom, das als Energiespeicher dient. Arnika blüht in Mitteleuropa von Mai bis August. Über der grundständigen Blattrosette erhebt sich dann ein schlanker, meist unverzweigter Blütenstängel. Daran sitzen einige breite, behaarte Laubblätter. An seinem Ende befindet sich ein einzelner körbchenförmiger, leuchtend dottergelber Blütenstand, der im Durchmesser 4 bis 8 cm misst.

Arnikablüten enthalten Flavonoide, ätherisches Öl und verschiedene Sesquiterpenlactone, vor allem Helenalin und Dihydrohelenalin. Diese haben schmerz- und entzündungshemmende sowie antiarthritische, antiseptische und antimykotische Eigenschaften. Die genaue Zusammensetzung der Inhaltsstoffe hängt auch von der geografischen Herkunft der Pflanzen ab. Arnikablüten aus Spanien enthalten zum Beispiel mehr Dihydrohelenalin als in Mitteleuropa heimische Pflanzen. Auch andere wirksame Substanzen können in Arnikablüten nachgewiesen werden, unter anderem immunsystemanregende Polysaccharide. Helenalin und Dihydrohelenalin haben jedoch auch einen entscheidenden Nachteil: Sie sind, bei innerlicher

Anwendung, giftig und möglicherweise auch krebserregend. Darum dürfen Arnikapräparate niemals eingenommen werden. Die getrockneten Blüten sehen zwar hübsch aus, können jedoch als Bestandteil von Teemischungen zu Vergiftungen führen. Wenn du deinen eigenen Kräutertee herstellen möchtest, solltest du andere Blüten als Schmuckdroge verwenden – zum Beispiel die der Ringelblume. Ohnehin entfaltet Arnika ihre höchste Wirksamkeit bei der äußerlichen Anwendung.

Von *Arnica montana* werden nur die getrockneten Blüten als Droge verwendet. Andere Teile der Pflanze wie Rhizom oder Blätter können ebenfalls medizinisch genutzt werden, meist stammen sie aber von anderen Arnika-Arten.

Anwendungsgebiete: Wie im vorhergehenden Abschnitt bereits erwähnt wurde, dürfen Arnikapräparate nur äußerlich verwendet werden. Sie werden erfolgreich zur Linderung von rheumatischen Muskel- und Gelenkschmerzen eingesetzt. Arnika hilft außerdem bei Entzündungen des Zahnfleisches, Furunkeln, Insektenstichen, stumpfen Verletzungen (Blutergüsse, Prellungen, Quetschungen, Schwellungen), Venenentzündungen, Verbrennungen und Sonnenbrand. Weiterhin beschleunigt Arnika die Wundheilung und beugt Infektionen vor.

Darreichung und Dosierung: In der Drogerie oder Apotheke erhältst du fertige Arnikasalben, -gele oder -tinkturen. Wenn du fertige Salben kaufst, dann sollten diese nicht mehr als 20 – 25 % Tinktur und maximal 15 % Arnikaöl enthalten. In der Apotheke oder im Internet kannst du aber auch getrocknete Arnikablüten kaufen und diese zur Herstellung deiner eigenen Heilsalbe oder für Aufgüsse verwenden.

Um eine Arnikatinktur zu erhalten, benötigst du 10 g getrocknete Blüten. Diese setzt du mit 90 ml 70 %igem Alkohol (aus der Apotheke!) an, zum Beispiel in einem sauberen Marmeladenglas. Lass die Mischung zwei Wochen lang an einem hellen Platz ziehen. Schwenke und schüttele das Gefäß täglich. Nach zwei Wochen kannst du den Ansatz dann durch einen Kaffee- oder Teefilter gießen, um auch kleinste Pflanzenteile aus der fertigen Tinktur zu herauszufiltern.

Für einen Aufguss gießt du 2 g der Droge (entspricht etwa 4 Teelöffeln voll) mit 100 ml kochendem Wasser auf. Nach 10 Minuten seihst du den Tee ab und lässt ihn abkühlen. Aufgrund des hohen Allergiepotentials der Arnikapflanze wird er je nach Verwendungszweck nochmals mit Wasser entsprechend den folgenden Angaben verdünnt:

- Für Mundspülungen im Verhältnis 1:10, also 10 ml Aufguss auf 100 ml Wasser (entspricht etwa 1 Esslöffel Aufguss/Tinktur auf einen

Zahnputzbecher voll Wasser). Damit zweimal täglich spülen und gurgeln. Anschließend ausspucken!

- Für Umschläge und Kompressen verdünnst du den Aufguss im Verhältnis von 1:10 bis 3:10.

Bei Gelenkschmerzen, Blutergüssen, Muskelschmerzen, Prellungen, Stauchungen und anderen stumpfen Verletzungen, Venenproblemen, Entzündungen und Sonnenbrand tunkst du ein sauberes Baumwolltuch (z.B. ein ausrangiertes Geschirrtuch) in den verdünnten Aufguss, wringst es ein wenig aus und legst es auf die betroffene Stelle. Bedecke den Umschlag mit einem zweiten, trockenen Tuch. Wenn sich das nasse Tuch zu erwärmen beginnt, wiederholst du die Prozedur, die sich besonders als Erste-Hilfe-Maßnahme für leichte Sportverletzungen oder nach einem Insektenstich eignet.

Bei Arthritis und rheumatischen Beschwerden kann ein Arnikabad die Schmerzen lindern. Dazu gibst du ganz einfach vier Esslöffel Arnikatinktur oder -aufguss in das warme Badewasser.

Wechselwirkungen mit anderen Medikamenten sind bisher nicht bekannt.

Nebenwirkungen und Gegenanzeigen: Bei innerlicher Anwendung von Arnika kann es zu Übelkeit, Erbrechen und Durchfall kommen, weil das enthaltene Helenalin den Magen-Darm-Trakt reizt. Außerdem wirkt es kardiotoxisch. Eine Arnikavergiftung kann tödlich enden! Sie äußert sich durch Schwindel, Benommenheit und einem beschleunigten Herzschlag mit anschließendem Herzversagen durch Lähmung des Herzmuskels. Homöopathische Arnikapräparate enthalten kein Helenalin und sind darum harmlos. Wenn du trotzdem Bedenken hast, dann sprich mit deiner Ärztin oder deinem Arzt darüber oder frag in der Apotheke nach.

In hoher Dosierung wirkt Arnika abtreibend und darf daher innerlich in keinem Fall von schwangeren Frauen verwendet werden.

Auch bei der äußerlichen Anwendung kann es zu unerwünschten Nebenwirkungen kommen. Wer Arnikapräparate über einen längeren Zeitraum oder unverdünnt anwendet, riskiert Hautausschläge und Blasenbildung. Im schlimmsten Fall können auch Geschwüre oder Nekrosen (abgestorbene Hautpartien) entstehen. Verwende Arnika nur auf intakter Haut und nicht in den Augen und du bist auf der sicheren Seite.

Auch eine bekannte oder vermutete Allergie gegen Korbblütler ist ein Grund, auf Arnikaprodukte zu verzichten. Zum Glück gibt es Pflanzen mit einer vergleichbaren Heilwirkung, die nicht zu den Korbblütlern gehören. Eine davon ist die bereits beschriebene Aloe vera.

Fenchel (*Foeniculum vulgare*)

Der Echte Fenchel (auch Gartenfenchel) ist eine sehr beliebte Gemüse- und Gewürzpflanze und gehört, ebenso wie Anis, zur Familie der Doldenblütler. Er mag es gern warm und stammt ursprünglich aus dem Mittelmeergebiet, wird heute jedoch weltweit angebaut. In Deutschland findet man manchmal verwilderten Fenchel in Weinanbaugebieten. Echter Fenchel ist zweijährig oder ausdauernd, krautig und erreicht Wuchshöhen von bis zu 2 Metern. Er verströmt einen würzigen, anisähnlichen Duft. Die Stängel sind bläulich bereift und die daran wachsenden, haarförmig geschlitzten Blätter erinnern ein wenig an Dill. Die Blattstängel sind an ihrer Basis verdickt und bilden im Verlauf des ersten Wachstumsjahres eine zwiebelähnliche Knolle, die als Speicherorgan dient. Im Fenchelkraut trifft man gelegentlich die Raupen des seltenen Schwalbenschwanzes an. Nachdem die Pflanze ihren ersten Winter überstanden hat, beginnt sie im zweiten Jahr zu blühen. Die in einer Doppeldolde angeordneten Blüten sind gelb und nektarreich und werden von vielen Insekten besucht. Fenchelpollen können als Gewürz verwendet werden. Sie sind zwar relativ teuer und werden nur in geringen Mengen geerntet, sollen aber einen aromatischen, süßen Geschmack besitzen, der ihnen die Bezeichnung "Gewürz der Engel" eingebracht hat. Aus den Blüten entwickeln sich charakteristisch gerippte, zylindrische Früchte, die beim Trocknen in zwei Teile zerfallen.

Es gibt drei Varietäten des Echten Fenchels, die sich in ihrem Aussehen und ihrer Nutzung unterscheiden:

- Wilder Fenchel oder auch Bitterfenchel (*F. vulgare* var. *vulgare*) besitzt einen harten, mit Mark gefüllten Stängel und wird für die Herstellung pharmazeutischer Präparate verwendet. Das ätherische Öl des Wilden Fenchels enthält Fenchon, das ihm einen bitteren Geschmack verleiht.

- Die Samen des Süß- oder Gewürzfenchels (*F. vulgare* var. *dulce*) werden zur Produktion von Gewürzen verwendet. Man erkennt ihn gut an seinem weichen, röhrigen Stängel.

- Knollen- oder Gemüsefenchel (*F. vulgare* var. *azoricum*) besitzt durch züchterische Bearbeitung eine besonders dicke Knolle und wird als Gemüsepflanze angebaut.

Zur Herstellung von naturheilkundlichen Fenchelpräparaten oder Gewürzen nutzt man die Früchte des Fenchels. Diese werden im September und

Oktober reif. Problematisch ist die Bestimmung des richtigen Erntezeitpunkts, da die Blütenstände nicht alle gleichzeitig blühen und sich darum an einer Pflanze Früchte in unterschiedlichen Reifestadien befinden. Qualitativ hochwertige Ware erkennt man an dem Zusatz "Kammware". Dieser bezeichnet die besonders schonende Erntemethode der reifen Früchte per Hand mit speziellen Kämmen. Damit ist natürlich ein hoher Aufwand verbunden und diese Fenchelsamen sind teurer als solche, die aus den abgemähten Pflanzen ausgedroschen wurden (Strohfenchel).

Die Samen und auch das Kraut des Bitterfenchels enthalten ein ätherisches Öl, dessen Zusammensetzung der des Anisöls ähnelt. Es besteht vorwiegend aus trans-Anethol, cis-Anethol und Estragol (alles Phenylpropane), sowie verschiedenen Mono- und Sesquiterpenen. Ein wichtiger Vertreter der zweiten Gruppe ist das bitter schmeckende Fenchon, das die Vermehrung von Bakterien und Pilzen hemmt und gemeinsam mit trans-Anethol für die gesundheitsfördernde Wirkung des Fenchelöls verantwortlich ist. Die Mengenanteile der einzelnen Substanzen sind allerdings stark von der verwendeten Fenchelsorte, der Anbaumethode und dem Anbaugebiet abhängig. Das ätherische Öl wildwachsenden Fenchels aus Australien und Spanien kann bis zu 65 % Estragol enthalten. Für pharmazeutische Zwecke werden nur solche Fenchelsorten angebaut, deren ätherisches Öl einen Estragolanteil von weniger als 5 % hat.

Fenchelöl wirkt krampflösend, antibakteriell, antimykotisch, schmerzlindernd, entzündungshemmend, schleimlösend und auswurffördernd. Fenchel gehört außerdem zu den Karminativa. So bezeichnet man pflanzliche Mittel, die zur Behandlung von Blähungen eingesetzt werden. Sie entspannen die Darmmuskulatur und regen die Durchblutung der Darmschleimhaut an, ihre antibakterielle Wirkung unterstützt die natürliche Darmflora und beugt so der übermäßigen Bildung von Gärungsgasen vor.

Fenchelfrüchte gibt es im Bioladen, im Gewürzhandel oder in der Apotheke zu kaufen. Achte am besten auf Ware in Arzneibuchqualität. Auch Fenchel solltest du lieber nicht sammeln gehen, da die Früchte denen des hochgiftigen Gefleckten Schierlings recht ähnlich sehen. Besonders für Laien ist der Unterschied nur schwer zu erkennen. Falls du gern deine eigenen Fenchelfrüchte ernten möchtest und einen Garten mit einem sonnigen Fleckchen darin hast, kannst du dort Fenchel im Topf oder direkt in der Erde anpflanzen.

Anwendungsgebiete: Fenchel wird oft in Kombination mit ähnlich wirkenden Kräutern (z.B. Anis und Kümmel) zur Behandlung von Bauchschmerzen, Verdauungsbeschwerden, Koliken, Durchfall und Übelkeit verwendet. Seine krampflösende Wirkung kann zudem Menstruationsbeschwerden lindern. Bestimmte

Inhaltsstoffe des Fenchelöls regen die Darmbewegungen an und helfen dadurch, eine Verstopfung zu lösen.

Das ätherische Öl lindert außerdem Hustenreiz, löst festsitzende Verschleimungen der Atemwege und hemmt gleichzeitig die Vermehrung krankmachender Keime. Zudem regt es die Bewegung der Flimmerhärchen an, die der Selbstreinigung der Atemwege dienen und fördert so zusätzlich die Ausscheidung von Schleim und Krankheitserregern. Dadurch sind fenchelölhaltige Zubereitungen ideal zur (unterstützenden) Behandlung von Nasennebenhöhlenentzündungen, Erkältungen, Schnupfen und Husten.

In Kombination mit Anis und Kümmel sind Fenchelsamen oft als Stilltee zur Förderung der Milchbildung erhältlich.

Darreichung und Dosierung: Sehr beliebt sind fenchelhaltige Kräuter- oder Arzneitees zur Behandlung von Magen-Darm-Beschwerden oder Husten, in denen die Früchte meistens mit ähnlich wirkenden Heilpflanzen kombiniert werden. Bei Verdauungsproblemen sind das zum Beispiel Kamille, Pfefferminze, Anis, Kümmel oder Enzian. Erkältungstees enthalten Fenchel gemeinsam mit Efeu, Thymian oder Isländisch Moos.

Fenchelhonig vereint in sich die heilenden Wirkungen von Honig und Fenchel. Durch seinen milden Geschmack ist er auch bei Kindern sehr beliebt. Ein

Rezept für dieses alte Hausmittel findest du im letzten Kapitel.

Weiterhin ist Fenchel Bestandteil diverser pflanzlicher Arzneimittel, die bei Verdauungsbeschwerden, Erkältungen, Bronchitis, Sinusitis oder Schnupfen eingesetzt werden. Die richtige Dosierung dieser Mittel und weitere Anwendungshinweise entnimmst du am besten der Packungsbeilage.

Aus den trockenen Fenchelfrüchten kannst du einen wohltuenden Tee zubereiten. Um das ätherische Öl und damit die Wirkstoffe der Heilpflanze freizusetzen, solltest du die Samen vor der Zubereitung zerquetschen oder zerkleinern, zum Beispiel in einem Mörser. Die gequetschten Samen werden mit kochendem Wasser aufgegossen und nach 10 – 15 Minuten Ziehzeit abgeseiht. Damit die ätherischen Öle sich nicht verflüchtigen, sollte die Tasse während des Ziehens abgedeckt werden. Dieser Tee wird bis zu dreimal täglich zwischen den Mahlzeiten getrunken. Bereite ihn immer frisch zu, da sonst die Wirkstoffe des Fenchelöls verloren gehen.

Doch wie viel Fenchel wird überhaupt für eine Tasse Fencheltee verwendet? Das hängt ganz davon ab wie alt die Person ist, die den Tee trinken wird.

- Erwachsene und Kinder über 14 Jahren dürfen täglich 5 – 7 g Fenchelfrüchte zu sich nehmen. Pro Tasse wird ein TL der zerstoßenen Samen verwendet (entspricht etwa 2,5 g)

- Für Kinder zwischen 10 und 14 Jahren liegt die empfohlene Tagesdosis bei 4 – 6 g. Sie trinken nur zwei Tassen Fencheltee pro Tag oder etwas geringer dosierten Tee (3/4 TL pro Tasse)

- Kinder zwischen 4 und 10 Jahren nehmen maximal 3 – 4 g Fenchelsaat zu sich, das entspricht einem halben TL pro Tasse (1 g)

- Kleinkinder ab einem Jahr dürfen ein bis zwei Tassen Fencheltee pro Tag trinken, die maximale Tagesdosis liegt zwischen 1,5 und 4 g. Die Verabreichung von Fencheltee für sehr kleine Kinder wird nicht unbedingt empfohlen und sollte nur nach Rücksprache mit der Kinderärztin oder dem Kinderarzt erfolgen. Für Säuglinge und Kleinkinder unter einem Jahr sind Fenchelzubereitungen nicht geeignet. Beachte hierzu auch die Hinweise im Abschnitt "Nebenwirkungen".

Zur Verdauungsförderung können einige Tropfen estragolarmes Fenchelöl auf einem Stück Zucker eingenommen werden. Die Tagesdosis sollte 0,6 ml bzw. 5 Tropfen nicht überschreiten.

Bei Husten, Erkältungen und anderen Beschwerden der Atemwege wird mehrmals täglich ein Esslöffel Fenchelhonig und Fenchelsirup (Ölgehalt 0,5 g / kg Sirup) eingenommen. Kinder erhalten zwei- bis dreimal täglich einen Esslöffel Sirup (8 – 12 g). In der Apotheke gibt es auch speziell für Kinder dosierten Fenchelsirup. Erwachsene dürfen bis zu 20 g des süßen Sirups am Tag verzehren. Bitte beachte den hohen Zuckergehalt des Fenchelhonigs.

Wechselwirkungen sind bisher nicht bekannt.

Gegenanzeigen und Nebenwirkungen: Bei Einhaltung der täglichen Höchstmengen sind Fenchel und Fenchelzubereitungen recht gut verträglich. In seltenen Fällen kommt es zu allergischen Reaktionen der Haut und der Atemwege. Menschen die eine Überempfindlichkeit auf Sellerie haben, vertragen oft auch Fenchel nicht.

Reines Fenchelöl darf nicht unverdünnt verwendet werden und ist nicht für Kinder unter einem Jahr geeignet. Säuglinge und Kleinkinder dürfen grundsätzlich keine stark riechenden ätherischen Öle einatmen!

Das ätherische Öl des Fenchels enthält Estragol. Im Tierversuch wurde beobachtet, dass diese Substanz krebserregend ist. Obwohl eine ähnliche Wirkung beim Menschen bislang nicht nachgewiesen werden konnte, empfiehlt das Bundesinstitut für Risikobewertung Fenchelzubereitungen nicht in großer Menge oder länger als zwei Wochen am Stück anzuwenden. Das gilt besonders für Fenchelöl und alkoholische Extrakte aus Fenchelfrüchten. Die Estragolkonzentration in Tees ist sehr viel geringer und gilt derzeit als unbedenklich.

Laut WHO sollten schwangere Frauen Bitterfenchelöl und -früchte meiden, davon ausgenommen sind wässrige Extrakte, Tees und Aufgüsse. Auch Produkte aus Süßfenchel sind nicht für schwangere und stillende Frauen sowie Kinder unter 4 Jahren geeignet.

Gewürznelke (*Syzygium aromaticum*)

Gewürznelken (oder auch einfach Nelken) sind die getrockneten Blütenknospen des tropischen Gewürznelken-Baumes aus der Familie der Myrtengewächse. Mit den Blumen gleichen Namens haben sie nichts zu tun. Es ist der gewürznelkenartige Duft, der den beliebten Gartenpflanzen ihren Namen verlieh. Die getrockneten Knospen sind braun und sehen ein bisschen wie kleine Nägel aus. Daher überrascht es wenig, dass sich der Name "Nelken" vom niederdeutschen Wort "Negelkin" für "Nägelchen" ableitet.

Als Gewürz können Nelken vielseitig in der Küche verwendet werden. Sie verfeinern Fleischgerichte, Rotkohl, (adventliches) Gebäck, Glühwein und sind ein wichtiger Bestandteil von Curry-Gewürzmischungen. In Indonesien werden zerkleinerte Nelken in den Tabak gemischt. Mehr als die Hälfte der jährlichen Nelkenernte geht auf diese Weise in Rauch auf. Diese Zigaretten sind dort als *kretek* bekannt, erfreuen sich größter Beliebtheit und sind natürlich genauso gesundheitsschädlich wie normale Zigaretten auch.

Die Knospen des Gewürznelkenbaums enthalten ein ätherisches Öl dessen Hauptkomponente Eugenol ist. Eugenol ist auch in Zimt enthalten. Rund 20 % der Trockenmasse von Gewürznelken entfallen auf das stark duftende Öl. Aus diesem Grund fühlen sich qualitativ hochwertige, frische Knospen auch etwas fettig an. Nelkenöl kann aber auch aus den Blättern und den Stielen der Blüten gewonnen werden. Neben Eugenol enthält es Gallotannine, Flavonoide, Phenolcarbonsäuren und Triterpene.

Gewürznelkenöl wirkt betäubend, schmerzstillend, entzündungshemmend und antiseptisch. Eugenol hemmt nämlich die Entwicklung von Bakterien, Pilzen und Viren. Innerlich hat es eine krampflösende Wirkung und verlangsamt die Blutgerinnung. bestimmte Inhaltsstoffe des Öls (v.a. Eugenol) schrecken Insekten ab.

Mit Hilfe eines einfachen Tests kannst du herausfinden, ob Gewürznelken einen hohen oder niedrigen Ölgehalt haben. Dazu gibst du einige Nelken in ein Glas Wasser. Nelken mit wenig ätherischem Öl schwimmen waagerecht auf der Oberfläche, während gute Nelken absinken oder sich senkrecht mit dem Köpfchen nach oben stellen. Außerdem kannst du die Fingernagelprobe machen: Hochwertige Nelken geben nämlich etwas Öl ab, wenn man mit dem Fingernagel gegen den Stiel drückt.

Anwendungsgebiete: Besonders bei der Behandlung von Zahnschmerzen und Entzündungen im Mund- und Rachenbereich haben sich Nelken bewährt. Aufgrund ihrer antiseptischen Wirkung bekämpfen sie auch Mundgeruch zuverlässig. Weiterhin sollen sie bei Akne, Halsschmerzen, Atemwegsinfektionen und Husten helfen und die Wundheilung fördern. Sie regen die Verdauung an und lindern so Völlegefühl und Blähungen. Man verwendet sie auch zur Insektenabwehr.

Darreichung und Dosierung: Gute Gewürznelken mit einem hohen Ölgehalt sind als getrocknete Rohdroge im Gewürzhandel oder in der Apotheke erhältlich. Dort erhältst du auch das ätherische Nelkenöl. Als Fertigpräparate werden medizinische Mundwässer oder Zahncremes mit Nelkenextrakt verkauft. Solche Produkte wendest du so an, wie es in der Packungsbeilage beschrieben ist.

Bei akuten Zahnschmerzen kannst du als Erste-Hilfe-Maßnahme eine einzelne Gewürznelke zwischen die Wange und den betroffenen Zahn schieben. Um das ätherische Öl freizusetzen, beißt du gelegentlich vorsichtig darauf. Sobald die Schmerzen nachlassen, spuckst du die Nelke wieder aus. Alternativ kannst du auch pures Gewürznelkenöl auf ein Wattestäbchen träufeln und die schmerzende Stelle damit betupfen. Doch aufgepasst, unverdünntes Nelkenöl kann die Schleimhäute reizen. Frag am besten zuvor deine Zahnärztin oder deinen Zahnarzt um Rat.

Zur Behandlung von Entzündungen des Zahnfleisches, der Mundschleimhaut oder des Rachens (Halsschmerzen) muss das Nelkenöl verdünnt werden. Dazu gibst du bis zu 5 Tropfen Öl auf 100 ml Wasser. Mit dieser Lösung wird dann mehrmals täglich gegurgelt oder der Mund gespült.

Für die innerliche Anwendung von Gewürznelken bei Verdauungsbeschwerden, Blähungen, Bauchschmerzen, Übelkeit sowie Infektionen der oberen Atemwege kann ein Nelkenaufguss hergestellt werden. Dazu übergießt du pro Tasse einen halben Teelöffel der trockenen Knospen (entspricht etwa 2 Stück) mit kochendem Wasser und lässt den Sud für 10 Minuten ziehen. Täglich werden 2 bis 4 Tassen dieses Tees getrunken, dabei sollten pro Tag nicht mehr als 4 – 6 g Nelken verwendet werden.

Pures Nelkenöl ist nicht für die äußerliche Anwendung geeignet und sollte zuvor immer verdünnt werden. Dazu eignen sich zum Beispiel natives Kokos- oder Olivenöl. Auf drei Esslöffel Öl kommen ein oder zwei Tropfen Nelkenöl. Bevor du dich damit großflächig einreibst, solltest du überprüfen, ob deine Haut das Nelkenöl überhaupt verträgt. Trage dazu ein wenig des verdünnten Öls in der Armbeuge auf, denn an dieser Stelle ist die Haut besonders dünn und empfindlich. Wenn sich nach einiger Zeit Rötungen oder gar juckende Pusteln bilden, dann solltest du besser auf Nelkenöl verzichten. Zeigt deine Haut keine Reaktion, dann kannst du das verdünnte ätherische Öl auch an anderen Stellen deines Körpers verwenden. Eine entspannende Massage damit lindert Bauchkrämpfe, Blähungen, Brechreiz, rheumatische Beschwerden und Gliederschmerzen.

Noch ein Wort zur richtigen Lagerung von Nelken und dem daraus gewonnen ätherischen Öl: Ganze Nelkenknospen sollten in einem fest schließenden Behälter und möglichst dunkel aufbewahrt werden. Das gilt auch für Gewürznelkenöl, da es sich bei längerem Kontakt mit der Luft braun verfärbt. Pures, hochkonzentriertes Nelkenöl muss unbedingt außerhalb der Reichweite von Kindern gelagert werden.

Wechselwirkungen: Es gibt Hinweise darauf, dass Nelken die Blutgerinnung hemmen. Wenn du bereits Medikamente mit der gleichen Wirkung einnimmst oder eine Operation vor dir hast, solltest du zunächst deinen Arzt konsultieren.

Wer gegen andere Pflanzen aus der Familie der Myrtengewächse allergisch ist (z.B. Eukalyptus) oder eine Überempfindlichkeit gegen Zimt oder Perubalsam hat sollte auch auf die Verwendung von Nelken und Nelkenöl verzichten.

Gegenanzeigen und Nebenwirkungen: In geringen Dosen werden Nelken relativ gut vertragen. Das gleiche gilt für stark verdünntes Nelkenöl. Dennoch ist eine therapeutische Anwendung nicht für jeden Menschen geeignet.

Wie beinah jedes ätherische Öl kann Nelkenöl bei innerlicher und äußerlicher Anwendung Allergien auslösen, da es reizend auf Haut und Schleimhaut wirkt. Hochkonzentriertes Nelkenöl schädigt möglicherweise Nerven und Zellen. Eine erbgutschädigende Wirkung wird noch diskutiert.

Eugenol ist fischgefährdend und darf nicht ins Abwasser gelangen. Sammle "gebrauchtes" Nelkenöl in einer alten Glasflasche und entsorge es als Lösungsmittel, zum Beispiel bei einem Schadstoffmobil in deiner Stadt.

Das ätherische Öl der Gewürznelke kann Wehen auslösen und sollte daher während der Schwangerschaft vermieden werden. Das gilt auch für Aromalampen oder Massagen mit Nelkenöl. Auch während der Stillzeit sollte sicherheitshalber auf konzentrierte Nelkenzubereitungen verzichtet werden. Generell sollten Säuglinge und Kleinkinder nicht mit konzentrierten ätherischen Ölen in Kontakt kommen, da diese Kehlkopfverkrampfungen und Atembeschwerden auslösen können.

Melisse (*Melissa officinalis*)

Die heilende Wirkung der sanft duftenden Melisse ist schon seit langer Zeit bekannt. Im mediterranen Raum und im Orient verwendet man sie schon seit mehr als 2000 Jahren. Auch im Mittelalter schätzte man ihre beruhigende, magenstärkende und stimmungsaufhellende Wirkung. Als wahres Multitalent unter den Heilpflanzen ist sie bis heute nicht aus der Phytotherapie wegzudenken.

Die Melisse gehört zu den Lippenblütlern. Sie ist eine krautige, ausdauernde Pflanze, die Wuchshöhen von etwa einem Meter erreicht. An den vierkantigen Stängeln befinden sich gegenständig angeordnet die eiförmigen Blätter mit grob gesägten Rändern in deren Achseln zwischen Juli und August weiße Blüten erscheinen. Diese sind bei Bienen und Hummeln sehr begehrt. Darum verwendete man früher die Melisse als Bienenweide und daher stammt auch ihr Name, denn "Melisse" kommt aus dem Griechischen und bedeutet "Honigbiene".

Von pharmazeutischem Interesse sind vor allem die Blätter. Sie enthalten sogenannte Labiatengerbstoffe wie Rosmarinsäure, Chlorogensäure oder Kaffeesäure sowie ätherisches Öl. Dieses stellt eine komplexe Mischung verschiedener Substanzen dar, deren genaue Zusammensetzung von Herkunft, Anbaubedingungen, Erntezeitpunkt und Pflanzenalter abhängig ist. Im Melissenöl findet man Vertreter der Monoterpene, Triterpene, Sesquiterpene und Monoterpenglykoside. Die Hauptkomponenten sind Citral, Citronella und β-Caryophyllen. Diese sind auch für den zitronig-frischen Duft der Pflanze verantwortlich, der besonders beim Zerreiben der Blätter wahrgenommen wird und ihr den Beinamen "Zitronenmelisse" einbrachte. Weiterhin enthalten Melissenblätter Bitterstoffe, Harz, Schleimstoffe, Saponine, Glykoside, Thymol und Flavonoide. Auch ihr Gehalt an Vitamin C ist nicht zu unterschätzen. 100 g frisches Melissenkraut enthält 153 mg des Vitamins und damit dreimal mehr als die gleiche Menge Zitrone (51 mg).

Das ätherische Öl der Melisse wirkt beruhigend, entspannend und angstlösend. Es besitzt antibakterielle und antivirale Eigenschaften, die besonders bei der Bekämpfung von Herpes-simplex-Viren eine hohe Wirksamkeit zeigen. Hinzu kommt auch noch eine verdauungsanregende, appetitsteigernde und blähungstreibende Wirkung.

Anwendungsgebiete: Melisse entspannt Körper und Geist und wird darum zur Behandlung von Schlafstörungen empfohlen. Es ist sinnvoll, die Heilpflanze mit ähnlich wirkenden Kräutern zu kombinieren (z.B. Hopfen, Baldrian oder Passionsblume), die an unterschiedlichen Punkten im Körper ihre Wirkung entfalten. Bei anhaltenden Schlafproblemen solltest dich in ärztliche Behandlung begeben.

Melisse eignet sich sehr gut zur Behandlung von Lippenherpes. Beginnt die Therapie schon bei den ersten Anzeichen (Jucken und Spannungsgefühle), heilen die Bläschen bereits nach 6 bis 8 Tagen ab. Unbehandelt verschwinden sie erst nach 10 bis 14 Tagen. Außerdem kann Melissenextrakt sogar einem erneuten Herpesausbruch vorbeugen. Ob das Kraut auch zur Behandlung von anderen Herpes-Infektionen (beispielsweise im Genitalbereich) geeignet ist, wurde noch nicht untersucht.

Weiterhin nutzt man die verdauungsanregende Wirkung der Melisse bei Blähungen, Völlegefühl, Verstopfung und ähnlichen Problemen, sowie bei Gallenleiden und nervösen Magen-Darm-Beschwerden. Melisse wirkt außerdem krampflösend und ist daher sehr gut zur Linderung von Menstruationsschmerzen geeignet.

Darreichung und Dosierung: Melisse gibt es als Trockendroge in der Apotheke. Diese hat eine höhere Qualität als der im Supermarkt erhältliche Melissentee. Die Heilpflanze ist nämlich erst ab einem Ölgehalt von mindestens 0,05 % therapeutisch wirksam. Weiterhin gibt es verschiedene Melissenpräparate in Form von Tropfen, Tinkturen oder Salben. Sehr bekannt ist auch "Klosterfrau Melissengeist", ein hochprozentiges Kräuterdestillat das unter anderem auch Melissenextrakt enthält.

Das pure ätherische Öl ist extrem teuer (rund 1000 Euro pro Liter) und darum nur selten im Handel erhältlich. Meist handelt es sich um Verfälschungen (Indisches Melissenöl) oder Ersatzöle mit ähnlichem Aromen (Zitronengrasöl).

Für die innerliche Anwendung bei Magen-Darm-Beschwerden oder als beruhigenden Gute-Nacht-Tee gibst du 2 Teelöffel getrocknete Melissenblätter (etwa 2 g) in eine Tasse (150 ml), übergießt sie mit kochendem Wasser und deckst das Gefäß anschließend ab, zum Beispiel mit einem kleinen Teller. Nach 10 bis 15 Minuten kannst du die Blätter abfiltern und den Tee in kleinen Schlucken trinken. Bei akuten Beschwerden trinkst du ein bis drei Tassen frisch zubereiteten Melissentee.

Bei der Verwendung von Fertigpräparaten solltest du dich an die Dosierungsanleitung des Herstellers halten.

Wechselwirkungen sind bisher nicht bekannt.

Gegenanzeigen und Nebenwirkungen: Melisse ist ein sehr gut verträgliches Heilkraut mit einem geringen Allergiepotential.

Es wird vermutet, dass Melisse die Aktivität der Schilddrüse beeinträchtigt. Wenn du eine Schilddrüsenunterfunktion hast, solltest du vor der Verwendung von Melisse deinen Arzt konsultieren.

Melisse wirkt beruhigend und verlangsamt möglicherweise die Reaktionsfähigkeit. Wenn du stark dosierte Melissenpräparate einnimmst, bist du möglicherweise nicht mehr in der Lage, aktiv am Straßenverkehr teilzunehmen oder Maschinen zu bedienen. Achte bei Fertigpräparaten bitte auf die Hinweise in der Packungsbeilage oder frage in der Apotheke nach.

Pfefferminze (*Mentha* × *piperita*)

Die Pfefferminze ist eine der beliebtesten Heil- und Gewürzpflanzen und gehört, wie viele andere Küchenkräuter auch, zu den Lippenblütlern.

Der Verwendung der Pfefferminze könnte nicht vielseitiger sein. Sie aromatisiert Bonbons, Zahnpasta, Mundwässer, Kaugummi und sogar Schokolade. Der weltberühmte kubanische Longdrink Mojito kommt ebenfalls nicht ohne Minze aus. Das Original enthält allerdings keine Pfefferminze sondern die Hemingway-Minze, benannt nach dem berühmten Autor und Literaturnobelpreisträger, einem großen Verehrer des erfrischenden Drinks.

In Europa gibt es zahlreiche wildwachsende Minzarten. Da es oft zu Kreuzungen innerhalb der Gattung kommt, ist eine genaue Abgrenzung der verschiedenen Arten, Sorten und Varietäten nicht ganz einfach. So ist auch die Herkunft der Pfefferminze ein wenig kompliziert: Sie entstand durch eine spontane Kreuzung zweier anderer Minzen: *Mentha aquatica* (Wasserminze) und *Mentha spicata* (Krauseminze). Pfefferminze wird nicht ausgesät, da eine sortenreine Vermehrung nur vegetativ, also mit Ausläufern oder Stecklingen möglich ist. Sie wächst als mehrjährige Staude, die über und unter der Erde zahlreiche Ausläufer bildet. Die unbehaarten Stiele werden bis zu 90 cm hoch. Sie sind bläulich bis rötlich gefärbt, die Laubblätter sind, je nach Sorte, dunkel- oder hellgrün. Die Pflanze ist winterhart: Im Herbst sterben zwar alle oberirdischen Pflanzenteile ab, sie treibt im Frühling jedoch wieder aus.

Für pharmazeutische oder kosmetische Zwecke werden die jungen oder älteren Blätter in frischem oder getrocknetem Zustand verwendet. Diese enthalten zwischen 0,5 und 4 % ätherisches Pfefferminzöl, das vor allem aus dem Hauptinhaltsstoff Menthol, sowie Menthon, Menthylacetat und Menthofuran besteht. Menthofuran sollte in möglichst geringem Anteil vorliegen (erwünscht unter 5 %), da diese Substanz einen unangenehm riecht. Wichtig ist auch, dass das Pfefferminzöl weder Carvon noch Pulegon enthält. Beide Stoffe kommen in anderen Minzarten vor. Carvon kann Allergien auslösen, während Pulegon gesundheitsschädlich ist und Fehlgeburten auslösen kann. Sortenechte Pfefferminze dürfte kein Carvon enthalten und Pulegon kommt nur in der Polei-Minze (*Mentha pulegium*) vor.

Neben dem ätherischen Öl enthalten Pfefferminzblätter auch noch Gerbstoffe, Flavonoide, Triterpensäuren, Sterine, Lipide, Carotinoide und Mineralstoffe.

Pfefferminzblätter (oder Zubereitungen daraus) wirken aufgrund des ätherischen Öls krampflösend, beruhigend, verdauungsfördernd, blähungs- und galletreibend, appetitanregend, antibakteriell und vermutlich auch antiviral. Für die kühlende Wirkung und den frischen Geschmack der Pfefferminze ist das Menthol verantwortlich, da es Kälterezeptoren beeinflusst. Menthol wirkt aber auch schwach betäubend und schmerzstillend. Das ätherische Öl entspannt die Darmmuskeln und kann Bauchkrämpfe lindern. Aus diesem Grund hieß Pfefferminze im Volksmund auch lange Zeit "Bauchwehkraut".

Anwendungsgebiete: Pfefferminze kann innerlich und äußerlich verwendet werden. Innerlich hilft es bei Verdauungsbeschwerden, funktionellen Beschwerden der Gallenblase, reizdarmbedingten Bauchkrämpfen, Übelkeit und Brechreiz, Blähungen, Sodbrennen sowie Entzündungen der Mundschleimhaut und Mundgeruch.

Eine äußerliche Behandlung mit Pfefferminzöl lindert Spannungskopfschmerzen, Migräne und Nervenschmerzen, kühlt Prellungen und erleichtert das Atmen bei Schnupfen und Infektionen der oberen Atemwege. Möglicherweise kann Pfefferminzöl in Zukunft auch zur Behandlung der unangenehmen Herpes-Bläschen verwendet werden. Im Laborversuch war es nämlich in der Lage, Herpes-simplex-Viren Typ 1 und Typ 2 abzutöten.

Darreichung und Dosierung: Pfefferminzblätter kommen meist in getrockneter Form als Tee oder Bestandteil von Teemischungen daher. Hier ist es wichtig, auf die Qualität zu achten. Pfefferminztee aus dem Supermarkt enthält nämlich meistens nicht genug ätherisches Öl, um eine therapeutische Wirksamkeit erzielen zu können. Kaufe also nur Pfefferminze in

Arzneibuchqualität. Diese garantiert dir unter anderem einen Mindestgehalt an ätherischem Öl von 1,2 %. Auch andere Anforderungen müssen erfüllt sein (z.B. ein niedriger Carvon- und Menthofurangehalt), damit das Produkt die entsprechende Kennzeichnung erhalten kann.

Auch wenn es in Deutschland wilde Minzarten gibt, sind diese nur bedingt für Heilzwecke geeignet. Wenn du frische Pfefferminze haben möchtest, kannst du dir im Topf aufs Fensterbrett oder den Balkon stellen oder sie in deinen Garten pflanzen. Auch im Bioladen oder Reformhaus gibt es oft frische Pfefferminzsträußchen zu kaufen.

Neben der getrockneten Blattdroge ist auch Pfefferminzöl in der Apotheke oder Drogerie erhältlich. Um Hautirritationen zu vermeiden, solltest du kein pures Öl, sondern eine alkoholische Lösung mit z.B. 10 % Pfefferminzöl verwenden. Es gibt auch spezielle Pfefferminzölkonzentrate, die vor der Anwendung verdünnt werden müssen. Zur Behandlung des Reizdarmsyndroms beispielsweise gibt es Pfefferminzöl in magensaftresistenten Kapseln, die ihren Inhalt erst im Darm freisetzen und dort gezielt ihre Wirkung entfalten.

Nach Empfehlungen der Kommission E (eine wissenschaftliche Vereinigung sachverständiger Experten für pflanzliche Arzneimittel) sollten bei innerlicher Anwendung pro Tag nicht mehr als 6 bis 12

Tropfen Pfefferminzöl eingenommen werden. Beim Reizdarmsyndrom sollte eine Einzeldosis 0,2 ml bzw. 0,6 ml (in magensaftresistenter Umhüllung) betragen.

Zur Zubereitung eines klassischen Pfefferminztees wird 1 EL (ca. 1,5 g) der zerkleinerten, getrockneten Blätter mit 150 ml nicht mehr kochendem Wasser aufgegossen, 10 Minuten bedeckt ziehen gelassen und anschließend abgeseiht. Natürliche kannst du auch frische Blätter verwenden. Diesen Tee kannst du drei- bis vier Mal täglich zwischen den Mahlzeiten trinken, natürlich immer frisch zubereitet.

Bei Atemwegsinfekten und einer verstopften Nase hilft es, mit Pfefferminzöl zu inhalieren. Dazu verdünnst du 3 TL Pfefferminzölkonzentrat mit 1 l kochendem Wasser in einem geeigneten Topf oder Gefäß (am besten ein gewöhnlicher Kochtopf) und atmest etwa 10 Minuten lang die aufsteigenden Dämpfe ein. Vorsicht, heiß! Kinder nie unbeaufsichtigt inhalieren lassen! Nicht für Kinder unter 3 Jahren geeignet!

Auch in Erkältungssalben zum Einreiben von Brust und Rücken (z.B. Tiger Balm) sind oft Menthol oder Pfefferminzöl enthalten. Diese lindern den Hustenreiz und haben eine schleimlösende Wirkung, sind aber ebenfalls nicht für Kleinkinder geeignet. Im Zweifelsfall solltest du immer deine Kinderärztin bzw. deinen Kinderarzt zu Rate ziehen.

Wechselwirkungen sind bisher nicht bekannt. Im Tierversuch wurde eine verminderte Eisenaufnahme durch Pfefferminztee beobachtet. Dies sollte bei Kindern und Menschen, die unter Blutarmut oder Eisenmangel leiden, bedacht werden.

Gegenanzeigen und Nebenwirkungen: Pfefferminztee gilt allgemein als sehr gut verträglich. Bei zu häufiger Einnahme von Pfefferminztee (in Arzneibuchqualität) kann das darin enthaltene Menthol zu Magenreizungen bei empfindlichen Personen führen. Pfefferminzöl und pfefferminzhaltige Arzneimittel können Übelkeit und Erbrechen verursachen. In seltenen Fällen kann es zu allergischen Reaktionen kommen. Pfefferminze kann außerdem die Beschwerden bei Sodbrennen mit starkem Säurerückfluss verschlimmern und sollte dann besser gemieden werden.

Bei verschiedenen Leiden der Galle (Gallensteine, Verschluss der Gallenwege, Gallenblasenentzündung) oder schweren Leberschäden sind Pfefferminztee, Kräutertees mit Pfefferminze und Pfefferminzöl tabu.

Pfefferminzöl und andere mentholhaltige Öle und Zubereitungen dürfen von Säuglingen und Kleinkindern nicht eingeatmet werden, da dies zu Krämpfen und Atemstillstand führen kann. Das gilt auch für AsthmatikerInnen, bei denen eine Inhalation mit Pfefferminzöl einen Asthmaanfall auslösen kann.

Wie alle ätherischen Öle darf auch Pfefferminzöl nicht während der Schwangerschaft und Stillzeit verwendet werden.

Propolis

Die Propolis ist keine Pflanze sondern ein Produkt der Honigbiene. Es handelt sich um eine Art Kitt mit antibakteriellen Eigenschaften, mit dem die Bienen das Einflugloch ihrer Behausung auskleiden. Auf natürliche Weise wird so die Einschleppung von Bakterien und anderen Krankheitserregern in den Bienenstock verhindert. Propolis selbst ist ein Gemisch verschiedener natürlicher Stoffe und hat eine harzartige Substanz. Das liegt daran dass sie zur Hälfte aus Baumharzen (in Europa vor allem von Rosskastanien, Ulmen, Pappeln, Birken und anderen Laubbäumen) besteht, die anschließend von den Bienen mit Wachs (30 %), ätherischen Ölen (10 %, aus Blütenknospen), Pollen (5 %) und fermenthaltigem Bienenspeichel vermischt werden. Natürlich sind die Zusammensetzung und die Qualität von den natürlichen Gegebenheiten abhängig, denn Propolis ist schließlich ein reines Naturprodukt.

Ein Bienenvolk produziert im Jahr, abhängig vom verfügbaren Pflanzenharz, zwischen 50 und 500 g Propolis. Diese findet man im Bienenstock nicht nur am Eingang. Um die Ausbreitung von Krankheiten zu verhindern, überziehen die Bienen verschiedene

Oberflächen mit einem hauchdünnen Propolisfilm (z.B. die Brutzellen). Fremdkörper, die zu groß zum Abtransport sind, werden kurzerhand darin eingekapselt.

Neben ihrer keimtötenden Wirkung ist Propolis für die Bienen auch ein hervorragender Baustoff. Sie nutzen sie, um ihren Stock wasserdicht zu machen und zu isolieren.

Die heilsame Wirkung von Propolis ist schon seit tausenden von Jahren in der traditionellen Medizin vieler Völker bekannt. Ihre antibiotischen Eigenschaften konnten mittlerweile auch in Laborversuchen bestätigt werden und beruhen auf einer Vielzahl von Inhaltsstoffen. Der Bienenkitt ist reich an vielen verschiedenen Flavonoiden und enthält außerdem noch Phenole, ätherische Öle, Fettsäuren, Zucker, Spurenelemente, Vitamine und Aminosäuren. Doch Propolis wirkt nicht nur antibakteriell, sondern auch antioxidativ, antimykotisch, virostatisch und wundheilend. Sie hat nachweislich einen positiven Einfluss auf das Immunsystem und stärkt die Abwehrkräfte. Im Tierversuch wurde eine Hemmung des Wachstums von Tumorzellen nachgewiesen. Ob Propolis beim Menschen den gleichen Effekt hat, wurde bisher noch nicht bestätigt.

Anwendungsgebiete: Propolis kann sowohl innerlich als auch äußerlich angewendet werden. Die Wirksamkeit des Bienenprodukts zur Stärkung des Immunsystems, verschiedenen entzündlichen Hauterkrankungen, Herpesinfektionen und Fieberbläschen, viralen und bakteriellen Infektionen der oberen Atemwege, Schnupfen und Scheideninfektionen konnte bereits in verschiedenen klinischen Studien bestätigt werden. Das gilt auch für seine die Wundheilung beschleunigende Wirkung.

Wie bereits erwähnt wurde, ist die heilende Wirkung von Propolis schon mindestens seit der Antike bekannt. In der Volksheilkunde wird es daher auch zur Behandlung anderer Beschwerden verwendet. Dazu gehören unter anderem Akne und Furunkel, gestörte Narbenbildung, Hämorrhoiden, Pilzinfektionen, Entzündungen der Nasennebenhöhlen, Harnwegsinfekte oder Mandelentzündungen. Nicht immer gibt es wissenschaftliche Studien, mit denen die Wirksamkeit von Propolis zur Behandlung der genannten Erkrankungen belegt werden konnte. Langjährige Erfahrungswerte sprechen jedoch eindeutig für eine Verwendung des Bienenbaustoffs in diesen Fällen.

Darreichung und Dosierung: Propolis ist in vielen verschiedenen Darreichungsformen in der Apotheke erhältlich. Es gibt sie in Form von Tinkturen, Tabletten, Dragees, Kapseln, Salben, Gele oder Cremes. Immer häufiger wird Propolis auch Nahrungsergänzungsmitteln zugefügt oder in kosmetischen Produkten verarbeitet.

Kaufe bitte nur solche Zubereitungen, für deren Herstellung hochwertige Propolis verwendet wurde, die keinerlei Fremdsubstanzen oder Pflanzenschutzmittel enthält und dementsprechend getestet wurde.

Wechselwirkungen: Das Allergiepotential von Propolis ist nicht zu unterschätzen. Es kann zu Kreuzallergien kommen. Falls du auf Perubalsam, Pappelknospen, Zimtrinde, Kaffeesäure oder Pflanzen aus der Familie der Korbblütler allergisch bist, solltest du keine Propolis verwenden.

Nebenwirkungen und Gegenanzeigen: Recht häufig kommen allergische Reaktionen gegen propolishaltige Zubereitungen vor, besonders Asthmatiker und Menschen mit überempfindlicher Haut oder Schleimhaut sind gefährdet. Oft treten die Symptome nicht sofort auf, sondern erst nach mehrmaliger Anwendung, dabei handelt es sich überwiegend um Kontaktekzeme.

Teebaum (*Melaleuca alternifolia*)

Der Teebaum ist in Australien heimisch. Es handelt sich um einen immergrünen Strauch oder Baum, der etwa 7 bis 10 m hoch wird. Er gehört zur Familie der Myrtengewächse, der auch bereits erwähnte Gewürznelkenbaum zugeordnet wird.

Schon die Aborigines nutzten das in den Blättern enthaltene ätherische Öl zur Behandlung von Wunden, Hautinfektionen, Erkältungskrankheiten und bei Parasitenbefall. Europäische Einwanderer übernahmen die Verwendung von Teebaumöl von den australischen Ureinwohnern. Während des 2. Weltkrieges war es sogar fester Bestandteil der Ersten-Hilfe-Ausrüstung von in den Tropen stationierten australischen Soldaten. Mit der Entdeckung des Penicillins und dem Aufkommen der ersten "klassischen" Antibiotika geriet die antibakterielle Wirkung des Teebaumöls in Vergessenheit. Der Name "Teebaum" geht übrigens auf den britischen Seefahrer James Cook zurück, der im 18. Jahrhundert Australien bereiste. In einer Sumpfregion im Osten des Kontinents stieß er auf Gehölze mit besonders aromatisch duftenden Blättern, aus denen er einen würzigen Tee zubereitete.

Teebaumöl wird durch Wasserdampfdestillation aus den Blättern und Zweigen des Teebaums gewonnen. Es ist ein Gemisch aus etwa 100 verschiedenen Stoffen, die Hauptbestandteile sind Terpinen-4-ol, α-Terpinen, Terpinolen und Terpineol. Die Gesamtheit seiner Inhaltsstoffe verleiht dem streng riechenden Öl eine starke antimikrobielle Wirkung. Es tötet Bakterien und Pilze ab, wirkt entzündungshemmend und beseitigt sogar die Larven der Asiatischen Tigermücke, einem

Überträger des Denguefiebers und anderer tropischer Krankheiten. Im Laborversuch konnte auch eine Wirkung gegenüber Herpes-simplex-Viren festgestellt werden. Diese besteht jedoch nur außerhalb der Wirtszelle. Ist der Virus bereits in selbige eingedrungen, können die Wirkstoffe des Teebaumöls nichts mehr ausrichten.

Doch Teebaumöl ist kein Wundermittel und muss mit Vorsicht gehandhabt werden. Es ist in Deutschland nicht als Arzneimittel zugelassen und unterliegt damit auch nicht den strengen Vorschriften und Kontrollen, welche die Sicherheit von Medikamenten gewährleisten sollen.

Anwendungsgebiete: In der Naturheilkunde wird Teebaumöl äußerlich zur Behandlung von Akne und unreiner Haut, Warzen, Haut- und Nagelpilzen, Herpes, Insektenstichen, Rheuma und Krampfadern eingesetzt. Auch bei schuppiger, juckender Kopfhaut kann Teebaumöl helfen.

Teebaumöl darf nicht innerlich angewendet werden, weder verdünnt noch unverdünnt, da es zu schweren Vergiftungen kommen kann. Beim Verschlucken kann es die Lunge schädigen.

Bitte beachte: In Laborversuchen wurde eine antimikrobielle Wirkung des Teebaumöls festgestellt. Diese konnten bislang nicht in klinischen Studien dokumentiert werden. Es ist also unklar, ob Teebaumöl wirklich einen gesundheitsfördernden Nutzen für den Menschen hat. Entscheide selbst, ob du Teebaumöl anwenden möchtest oder nicht, aber sprich besser zuvor mit deiner Ärztin oder deinem Arzt darüber. Sie bzw. er kann dich fachgerecht beraten und einschätzen, ob Teebaumöl für dich geeignet ist oder ob es nicht vielleicht ein besseres (pflanzliches) Mittel gibt.

Darreichung und Dosierung: Teebaumöl gibt es als pures Öl oder als verdünnte Lösung in verschiedenen Konzentrationen. Da es kein zugelassenes Medizinprodukt ist, gibt es auch keine standardisierte Qualität des ätherischen Öls. In der Apotheke kannst du hochwertiges Australisches Teebaumöl kaufen und dich gleich zur richtigen Anwendung beraten lassen. Außerdem wird Teebaumöl als Zusatz in den verschiedensten Kosmetikprodukten vom Gesichtsreinigungsgel bis zur Handcreme verwendet.

Teebaumöl darf auf der Haut nur verdünnt angewendet werden. Du kannst es zum Beispiel in Wasser auflösen oder in eine neutrale Salbengrundlage einrühren. Bei Akne wird eine 5 %ige Konzentration empfohlen (5 Teile Öl, 95 Teile Wasser/Salbe), bei Hautpilzen sind auch höhere Anteile bis 10 % möglich. Eine pure Anwendung ist nur bei Nagelpilz möglich, solange das Öl nicht mit der Haut in Berührung kommt.

Im Schleimhautbereich (als Mundspülung oder Sitzbad) darf das Öl nur sehr stark verdünnt verwendet werden. Eine zu niedrige Dosierung des Teebaumöls kann wiederum die Resistenzbildung von Bakterien fördern.

Wechselwirkungen: Bislang liegen keine Studien zu Wechselwirkungen mit Medikamenten vor. Es gibt aber Hinweise darauf, dass Teebaumöl bei Akne gemeinsam mit anderen äußerlich angewendeten Aknemitteln die Haut austrocknet. Zudem wird eine Interaktion mit antibiotischen Salben vermutet. Aus diesem Grund sollte Teebaumöl nicht mit diesen Medikamenten gleichzeitig verwendet werden.

Wer auf Myrtengewächse oder Perubalsam allergisch reagiert, sollte sicherheitshalber auch auf die Anwendung von Teebaumöl verzichten.

Gegenanzeigen und Nebenwirkungen: Teebaumöl muss vor der Verwendung immer verdünnt werden, pur löst es Hautreizungen und allergische Reaktionen aus. Diese äußern sich als Kontaktekzem, rote Hautausschläge, Schwellungen oder Juckreiz. Dafür sind bestimmte Bestandteil des ätherischen Öls verantwortlich, die durch unsachgemäße Lagerung entstehen. Vor allem bei Kontakt mit Licht, Sauerstoff oder bei hohen Temperaturen altert das Öl recht schnell und es entstehen allergene oder hautreizende Abbauprodukte. Kaufe also am besten nur ein kleines

Fläschchen Teebaumöl (besonders wenn es sich um pures ätherisches Öl handelt) und bewahre es an einem dunklen, kühlen Ort im fest verschlossenen Fläschchen auf. Angebrochene Packungen solltest du möglichst schnell verbrauchen. Das Öl ist für Kinder unzugänglich aufzubewahren, da es beim Einatmen zu Atemnot führen kann und beim Verschlucken gerade bei Kindern schwere Vergiftungen mit Verwirrtheit und Koordinationsproblemen verursacht. Auch andere Symptome sind möglich.

Wie viele andere ätherische Öle ist auch Teebaumöl nicht für Asthmapatienten, Säuglinge und Kleinkinder geeignet. Schwangere und stillende Frauen verzichten besser ebenfalls auf Teebaumöl, weil es bisher keine Daten gibt, die eine sichere Anwendung für diese Personengruppen belegen.

Entgegen mancher Empfehlungen sollte Teebaumöl nicht auf offene Wunden und vorgeschädigte Haut aufgetragen werden.

Bei Jungen, die noch nicht in der Pubertät sind, können Teebaum- und Lavendelölprodukte das Wachstum der Brustdrüsen anregen.

Auch wenn Teebaumöl grundsätzlich gut zur Abwehr von Ektoparasiten wie Läusen, Flöhen oder Zecken geeignet ist, dürfen Haustiere niemals mit dem ätherischen Öl behandelt werden. Besonders Katzen reagieren darauf äußerst empfindlich, für sie endet der Kontakt mit Teebaumöl nicht selten tödlich.

Zimt (*Cinnamomum*-Arten)

Als Gewürz ist der Zimt vermutlich weltbekannt. Das braune, duftende Pulver wird aus der getrockneten Rinde verschiedener Zimtbaum-Arten gewonnen, die du auch im Ganzen als Zimtstange kaufen kannst. Der in Europa erhältliche Zimt stammt meistens vom Echten Zimtbaum, auch Ceylon-Zimt (*Cinnamomum verum*) oder von der Zimtkassie (*Cinnamomum cassia*). Letzterer wird auch als China-Zimt bezeichnet. Streng genommen handelt es sich bei der Rinde der Zimtkassie nicht um echten Zimt, sondern um ein eigenständiges Gewürz. Der Geschmack ist weniger "zimtig" und etwas bitterer als der des Echten Zimtes.

Der Echte Zimtbaum stammt ursprünglich aus Sri Lanka und dem südlichen Indien, wird aber mittlerweile auch in anderen tropischen Ländern angebaut. Es handelt sich um einen immergrünen Baum, der bis zu 10 Meter hoch wird. Zur Herstellung von Zimtgewürz und Zimt als Heildroge werden die Zweige oder ein- bis zweijährige Wurzelschösslinge geerntet und die Rinde komplett abgezogen. Diese wird von Korkschichten und der äußeren Haut befreit. Übrig bleiben sehr dünne Innenrinden, die zum Trocknen ineinander geschoben werden. Während der Trocknung rollen sich die Rinden ein und bilden die typische Zimtstange.

Die getrocknete Rinde des Echten Zimtbaumes enthält ein ätherisches Öl als Hauptwirkstoff, das zu 80 % aus Zimtaldehyd und 10 % Eugenol besteht. Weitere Inhaltsstoffe des Öls sind Zimtsäure, verschiedene Monoterpene, Diterpene, Phenylpropanderivate und Polysaccharide. Zimtöl kann außerdem direkt aus Rindenabfällen gewonnen werden, die bei der Produktion des Gewürzes anfallen. Aus den Blättern des Echten Zimtbaumes wird das Zimtblätteröl hergestellt. Auch dabei handelt es sich um ein ätherisches Öl, dessen Hauptkomponente Eugenol ist (siehe auch Gewürznelken). Letztendlich ist es vor allem Zimtaldehyd, das für die medizinische Wirksamkeit des Zimts verantwortlich ist. Unter bestimmten Bedingungen reagiert es spontan mit Proteinen aller Art, also z.B. Enzymen, Transportproteinen oder Rezeptoren. Diese verändern dadurch ihre Form und werden aktiviert oder inaktiviert. Die Reaktion ist eher unspezifisch, das erklärt auch die Wirkung des Zimts gegen verschiedenste Mikroorganismen. Zimtaldehyd ist außerdem ein recht potentes Insektizid. Eine geringe Konzentration reicht aus, um z.B. Mückenlarven abzutöten. Ob sich Zimtöl auch zur Insektenabwehr eignet, wird derzeit untersucht.

In den Medien wird ab und an, meist in der Adventszeit, eine gesundheitsschädliche Wirkung des oft in Weihnachtsgebäck verwendeten Gewürzes diskutiert.

Auslöser dafür ist allerdings nicht der Echte Zimt, sondern der billigere Kassia-Zimt, der diesen aus Kostengründen in vielen industriell hergestellten Lebensmitteln ersetzt. Auch günstiges Zimtpulver wird oft mit Kassia-Zimt gestreckt.

Problematisch dabei ist der Cumaringehalt des Kassia-Zimts. Dieser aromatische Pflanzenstoff, der übrigens auch in Waldmeister enthalten ist, führt in großen Mengen zu heftigen Kopfschmerzen, Erbrechen, Schwindel und Schlafsucht. Im Tierversuch wurde eine leber- und nierenschädigende Wirkung festgestellt. In sehr hohen Mengen und über einen längeren Zeitraum verabreicht ist Cumarin für Mäuse und Ratten auch krebserregend. Beim Menschen konnte bisher kein cumarinbedingtes Tumorwachstum festgestellt werden.

In kleinen Mengen ist Cumarin unbedenklich. Nach Angaben des Bundesinstituts für Risikobewertung kannst du täglich etwa 0,1 mg Cumarin pro kg Körpergewicht essen, ohne dass etwas passiert. Ein 60 kg schwerer Erwachsener kann also am Tag 6 mg Cumarin zu sich nehmen, eine Menge, die etwa in 24 kleinen Zimtsternen enthalten ist. Auch eine kurzzeitige Überschreitung des Grenzwertes verursacht keine Probleme. Nur wenn du über einen längeren Zeitraum größere Mengen cumarinhaltige Lebensmittel zu dir nimmst, kann es zu gesundheitlichen Problemen kommen. Beachte bitte, dass dies auch für Nahrungsergänzungsmittel auf Zimtbasis gilt, die in

Drogerien oder im Internet zur Stabilisierung des Blutzuckerspiegels für Diabetiker angeboten werden. Oft sind Herkunft des Zimtes und Cumaringehalt solcher Präparate nicht eindeutig gekennzeichnet. Je nach Einnahmemenge kann es bei langfristiger Einnahme zu Überschreitungen der empfohlenen Tagesdosis kommen. Die Wirksamkeit solcher Zimtkapselns ist nicht eindeutig bewiesen, weswegen die Deutsche Diabetes-Gesellschaft von der Einnahme von Zimtkapseln abrät.

Wenn du im Haushalt große Mengen Zimt verwendest oder ihn als Naturheilmittel einsetzen willst, solltest du auf Echten Zimt zurückgreifen, der kein Cumarin enthält. Da die beiden Zimtarten im pulverisierten Zustand nicht zu unterscheiden sind, kaufst du am besten ganze Zimtstangen. Hier ist der Unterschied eindeutig: Ceylonzimt besteht aus vielen einzelnen Lagen und ähnelt im Querschnitt einer angeschnittenen Zigarre, während die Kassiastange nur aus einer einzelnen, relativ dicken Rinde besteht.

Sowohl der Ceylon- als auch der Kassiazimt wirken appetitanregend, verdauungsfördernd und leicht krampflösend. Zimtöl ist antiseptisch und desinfizierend, kurbelt die Gallentätigkeit an, senkt den Blutzuckerspiegel und hat einen positiven Einfluss auf die Blutfettwerte. Außerdem werden dem Zimt manchmal auch aphrodisierende Wirkungen nachgesagt. Das Gewürz soll außerdem die Stimmung aufhellen, die Durchblutung anregen und den Körper wärmen.

Anwendungsgebiete: In der Volksmedizin wird Zimt bei Erkältungskrankheiten, Appetitlosigkeit, Verdauungsbeschwerden, Völlegefühl, Blähungen und Magen-Darm-Krämpfen. Eine Verwendung bei Diabetes Typ 2 ist momentan nicht zu empfehlen, auch wenn in einer kleinen Studie eine Senkung des Nüchternblutzuckerspiegels und der Blutfettwerte beobachtet werden konnte. Besonders von einer Selbsttherapie eines Diabetes mit Zimt und anderen pflanzlichen Produkten ist unbedingt abzuraten, da es zu lebensgefährlichen Entgleisungen des Blutzuckers kommen kann.

Darreichung und Dosierung: Du kannst Zimtrinde als unverarbeitete Rohdroge oder in pulverisierter Form kaufen (z.B. im Supermarkt oder im Gewürzhandel). Außerdem sind das ätherische Öl der Rinde (Zimtöl) und verschiedene Zimt- oder Zimtextraktpräparate im Handel erhältlich. Achte darauf, dass es sich um Ceylon-Zimt handelt, besonders wenn du Zimt in größeren Mengen verwenden willst. Die Tagesdosis sollte 2 bis 4 g Zimtrinde bzw. 0,05 bis 0,2 g ätherisches Öl nicht überschreiten. Bezieht man diese Menge auf den Hauptwirkstoff Zimtaldehyd, so beträgt die empfohlene Tagisdosis 0,7 mg pro kg Körpergewicht. Da Zimt Nebenwirkungen und Allergien auslösen kann, solltest du dich genau an die Dosierung halten.

Bei der Einnahme fertiger Zimtpräparate solltest du dich genau an die in der Packungsbeilage beschriebenen Einnahmeempfehlungen halten. Alternativ kannst du aus getrockneter Zimtrinde einen Aufguss herstellen. Für eine Tasse Zimttee übergießt du einen Teelöffel voll zerkleinerter Zimtrinde mit kochendem Wasser. Nach zehn Minuten abseihen. Zur Appetitanregung trinkst du zwei- bis viermal täglich eine Tasse frisch zubereiteten Tee etwa eine halbe Stunde vor dem Essen, bei Verdauungsproblemen danach. Die Zubereitung als Tee ist nicht sehr gebräuchlich, da das Zimtöl sich mit dem Wasserdampf verflüchtigen kann. Dem kannst du vorbeugen, indem du das kochende Wasser vor dem Aufgießen ein wenig abkühlen lässt und die Tasse während des Ziehens mit einem kleinen Teller bedeckst.

Den noch warmen Tee trinkst du vor einer Mahlzeit, um Verdauungsprobleme zu bekämpfen und den Appetit anzuregen. Je nach Anwendungsgebiet ist es sinnvoll, den Tee mit weiteren, ähnlich wirkenden Heilpflanzen anzureichern. Zur Bekämpfung von Entzündungen im Mundbereich oder bei Mundgeruch kannst du den abgekühlten Aufguss auch zum Gurgeln oder Spülen verwenden.

Wechselwirkungen sind bisher nicht bekannt.

Nebenwirkungen und Gegenanzeigen: Bei der Einnahme großer Mengen Ceylon-Zimtrinde kann es zu einem beschleunigten Herzschlag und Atem sowie starkem Schwitzen kommen. Auf diesen Erregungszustand folgt eine ruhige Phase mit Schläfrigkeit und Niedergeschlagenheit bis hin zu Depressionen.

Bei einer äußerlichen Anwendung von Zimtöl kann es zu allergischen Reaktionen kommen. In Einzelfällen können auch Zimtkaugummis Hautreizungen im Mundbereich auslösen. Menschen die beruflich mit der Verarbeitung von Zimt beschäftigt sind, entwickeln oft allergische Reaktionen durch das Einatmen von Zimtstaub.

Schwangere Frauen sollten zimtreiche Speisen (z.B. Milchreis mit Zucker und Zimt oder Weihnachtsgebäck) nur gelegentlich verzehren, da Zimtaldehyd Wehen auslösen kann. Die Verwendung von Zimt in kleinen Mengen als Gewürz ist aber unbedenklich.

Aufgrund der schädlichen Wirkung des darin enthaltenen Cumarins sollte Kassia-Zimt nicht als Heilmittel verwendet werden.. Besonders Kleinkinder sollten zimthaltige Lebensmittel (z.B. zur Weihnachtszeit) nur in kleinen Mengen essen, da diese oft mit Kassia-Zimt hergestellt werden. Selbst gebackene Lebkuchen mit Ceylon-Zimt sind besser geeignet.

Generell wird von einer therapeutischen Anwendung von Zimt (Kassia und Ceylon) zur Behandlung von Kindern,

78

Jugendlichen und stillenden Frauen abgeraten, weil bisher für diese Personengruppen noch keine Studien die Sicherheit der Heilpflanze belegen.

Natürlich solltest du auf Zimt verzichten, wenn du gegen einen der Bestandteile allergisch bist. Das gilt auch bei einer Überempfindlichkeit gegen Beifußpollen oder Perubalsam, weil es zu Kreuzreaktionen kommen kann.

Da ätherisches Zimtöl die Schleimhäute reizt sollte Zimt von Menschen mit Magen- oder Darmgeschwüren unbedingt gemieden werden.

Grundlagenwissen der Salbenherstellung

Bevor du deine eigenen Kräutersalben herstellen kannst, brauchst du etwas Grundwissen. Zum Glück ist die Salbenproduktion gar nicht kompliziert und auch für Anfänger geeignet. In diesem Kapitel erhältst du einen kleinen Einblick in die Salbenküche. Welche Utensilien werden benötigt? Woraus wird die Salbe hergestellt? Was muss ich dabei beachten? Und wie wird eine hausgemachte Salbe aufbewahrt? Dieses Kapitel beantwortet dir die wichtigsten Fragen.

Was ist der Unterschied zwischen Salbe und Creme?

Oft werden diese Begriffe synonym verwendet, doch es handelt sich um zwei verschiedene Dinge. Der Unterschied liegt in der Rezeptur: Salben haben einen sehr viel höheren Fettanteil als Cremes, die ihrerseits einen höheren Wasseranteil besitzen und dadurch eine weichere Konsistenz haben. Außerdem werden Salben zu medizinischen Zwecken verwendet, während Cremes eher in die Kosmetikschublade gehören.

Brauche ich bestimmtes Zubehör?

Für deine ersten Versuche in der Salbenküche brauchst du noch keine professionelle Ausrüstung. Probiere lieber aus, ob du überhaupt Spaß an der Sache hast. Die wichtigsten Gerätschaften findest du sicher auch in deiner Küche:

- Holzbrettchen und scharfes Messer zum Zerkleinern der Kräuter. Wenn du einen Mörser besitzt, umso besser, es geht aber auch ohne.

- Rührlöffel aus Metall oder Holz

- saubere Marmeladengläser

- Messlöffel (2 ml)

- Messbecher 100 ml

- Topf und Pfanne

- Salbentiegel oder andere geeignete Gefäße für das fertige Produkt

- Leinentuch zum Abseihen

Wenn dir die Salbenproduktion Spaß macht, kannst du dir noch weitere Gerätschaften zulegen. Hilfreich sind zum Beispiel eine Digitalwaage, ein Laborthermometer, Mixer, Pipette, diverse Messbecher und -zylinder und Rührhilfen sein. Du wirst bald selbst merken, welches Zubehör du benötigst und worauf du verzichten kannst.

Grundzutaten einer Salbe

Salben können aus vielen verschiedenen Zutaten hergestellt werden. Für den Anfang reicht ein grober Überblick über die Vielfalt aus. Wenn du später tiefer in die Materie einsteigen möchtest, solltest du dich mit den Eigenschaften der einzelnen Substanzen genauer beschäftigen. Auf diese Weise kannst du die Salbe auf deine ganz persönlichen Bedürfnisse abstimmen.

- **Pflanzenöle** bilden einen Teil der Fettphase der Salbe. Diese können pur oder als Ölauszug verwendet werden. Im Prinzip sind alle pflanzlichen Öle geeignet und zwar teures Mandelöl ebenso wie normales Rapsöl aus dem Supermarkt. Beachte das Öle mit einem hohen Anteil ungesättigter Fettsäuren schneller ranzig werden. Je ungesättigter ein Öl ist, desto austrocknender wirkt es außerdem auf die Haut. Übrigens können an dieser Stelle auch tierische Fette wie Schweineschmalz oder Butter (in Anteilen) verwendet werden.

- Für eine streichfähige Salbe brauchst du einen **Konsistenzgeber**. Dazu sind verschiedene Stoffe geeignet, die oft zusätzlich einen pflegenden Effekt haben. Meistens werden Bienenwachs, Sheabutter, Kakaobutter oder Lanolin (Wollwachs) verwendet. Letzteres wird oft auch als Emulgator eingesetzt. Du kannst, je nach Rezept, auch mehrere Konsistenzgeber in einer Salbe verwenden.

- **Emulgatoren** brauchst du, um Wasser- und Fettmoleküle miteinander zu verbinden. Sie werden nur in Cremes verwendet, weil Salben ohne wässrige Zutaten hergestellt werden. Die wichtigsten Emulgatoren sind das bereits genannte Lanolin, Wollwachsalkohole, Eucerin, Tegomuls oder Emulsan, aber es gibt noch viele andere.

- Zu guter Letzt gibt es noch verschiedene **wirksame Substanzen**, um die heilende Wirkung der Salbe zu unterstützen. Das können Ölauszüge oder Tinkturen aus Heilkräutern sein, auch ätherische Öle kommen hier zum Einsatz. Letztere verlängern außerdem die Haltbarkeit der Salbe. Um die Hautverträglichkeit zu steigern kannst du Urea (Harnstoff) oder Aloe-Vera-Gel beigeben. Es gibt noch eine ganze Menge weiterer Zusatzstoffe, die aber auch die Herstellung der Salbe etwas komplexer machen. Bedenke außerdem, dass schon die Wahl des Pflanzenöls und der Konsistenzgeber einen großen Einfluss auf die Heil- und Pflegewirkung der Salbe hat.

Was ist bei der Salbenherstellung noch zu beachten?

Das wichtigste Gebot in der Salbenküche ist Sauberkeit! Dabei ist nicht die optische Sauberkeit entscheidend sondern die Abwesenheit von Keimen und Pilzsporen.

Bevor du also loslegst solltest du alle Utensilien und Gefäße gründlich mit heißem Wasser abwaschen. Anschließend solltest du sie nicht mit dem Geschirrhandtuch abtrocknen, sondern auf etwas Küchenpapier abtropfen lassen Wenn du eine Spülmaschine hast, umso besser! Darin werden deine Arbeitsgeräte ebenfalls hygienisch sauber. Die Arbeitsfläche reinigst du besser nicht mit Abwaschschwamm oder Putzlappen, sondern mit einem Stück Küchenpapier. Vergiss auch nicht, dir die Hände gründlich zu waschen!

Selbstgemachte Heilsalbe lagern

Heilsalbe aus der eigenen Produktion kommt nur mit wenigen Inhaltsstoffen aus und enthält keine Konservierungsstoffe. Solange die Salbe ausschließlich aus Fetten besteht, kann sie nicht schimmeln, doch durch Oxidation ranzig werden. Besonders gefährdet sind Salben, die Pflanzenöle mit einem hohen Anteil ungesättigter Fettsäuren enthalten (z.B. Distel- oder Sonnenblumenöl). Kaufe diese Öle in kleinen Packungen und stelle nur so viel Salbe her, wie du auch verbrauchen kannst. Achte bitte darauf, alle Flaschen und Gefäße immer gut zu verschließen und bewahre die fertige Salbe am besten im Kühlschrank oder wenigstens an einem kühlen, dunklen Ort auf.

Klebe am besten auf alle deine Salbentiegel ein kleines Etikett. Darauf schreibst du, was für eine Salbe sich darin befindet und wann du sie hergestellt hast. Das hilft dir den Überblick zu behalten.

Rezepte zum Nachmachen und Ausprobieren

Nun hast du zehn weitere Heilpflanzen kennengelernt, die auf vielfältige Weise kleine und größere Beschwerden lindern oder sogar heilen können. Beim Lesen der Pflanzenbeschreibungen ist dir sicher aufgefallen, dass aus fast allen Heilkräutern ein wässriger Auszug (Tee) hergestellt wird. Doch Heilpflanzen können viel mehr! Je nach Wirkung und Anwendungsgebiet eignen sie sich zur Herstellung von Salben, Badezusätzen, Gele, Cremes, Deos, Shampoo, Sirup, Bonbons und vielem mehr. Natürlich kannst du mit ihnen auch deinen persönlichen Haustee kreieren. Und so manche Heilpflanze landet sowieso fast täglich auf deinem Teller, denk doch nur einmal an Zwiebeln und Knoblauch.

In diesem Kapitel findest du ein paar einfache Rezepte, die auch für Einsteiger einfach umzusetzen sind. Vielleicht bist du ja neugierig geworden und möchtest nun ein wenig in die Welt der Naturheilkunde hineinschnuppern. Übrigens ist der Weg von der Heilsalbe zur Naturkosmetik auch nicht weit und viele Heilpflanzen eignen sich auch sehr gut zur Herstellung von pflegenden Kosmetikprodukten.

Der Klassiker: Die Ringelblumensalbe

Diese Salbe ist ein echtes Multitalent bei der Behandlung von Wunden, Kratzern, Zerrungen, Prellungen, Ekzemen, Pickeln und anderen Hautproblemen. Traditionell wird sie zwar mit Schweineschmalz hergestellt, doch wir verwenden hier die vegetarische Variante.

Zutaten:

- 30 ml Ölauszug aus Ringelblumen

- -2 g Bienenwachs

- Wenn gewünscht: 4 g Lanolin, Sheabutter oder Kakaobutter als Konsistenzgeber (dann Bienenwachs auf 1 g reduzieren)

Vorbereitung

- Du kannst den Ölauszug selbst herstellen. Dazu sammelst du ein Glas voller Ringelblumenblüten (oder kaufst sie) und füllst es anschließend mit einem guten Pflanzenöl auf (z.B. Olivenöl). Alle Pflanzenteile müssen vollständig bedeckt sein! Stell das Glas an einem hellen Platz auf und schwenke es gelegentlich. Nach drei Wochen ist der Ölauszug fertig. Filtere die Blütenreste mit einem Kaffeefilter ab und füll das Öl in eine dunkle, mit Datum beschriftete Glasflasche.

Zubereitung:

- Vermische Ringelblumenöl und Bienenwachs (und ggf. weitere Zutaten) in einem ausreichend großen Marmeladenglas und erwärme es im Wasserbad, bis das Wachs geschmolzen ist. Gelegentlich rühren.

- Überprüfe die Konsistenz, indem du ein paar Tropfen auf einem Teller erkalten lässt.

- Ist die Salbe zu flüssig, gib mehr Wachs zu. Ist sie zu fest, ergänze etwas Öl.

- Ist die Konsistenz gut, kannst du das Glas aus dem Wasserbad nehmen (heiß!). Füll die noch flüssige Salbe in einen Tiegel oder ein anderes Gefäß.

- Innerhalb weniger Stunden wird die Salbe fest. Verschließ den Tiegel erst, wenn sie ganz abgekühlt ist.

- Beschriftung nicht vergessen!

Dies ist nur eines von vielen verschiedenen Rezepten für Ringelblumensalbe, aber sicher eines der einfachsten. In manchen Anleitungen werden auch direkt frische oder getrocknete Ringelblumenblüten verwendet, so dass du zuvor keinen Ölauszug herstellen musst.

Frischer Minzbalsam

Der Minzbalsam ist besonders fest und gleicht in seiner Konsistenz ein wenig dem bekannten Tiger Balm. Er lindert Kopfschmerzen und Migräne und befreit bei Erkältungen die Atemwege.

Vorsicht: Der Minzbalsam ist recht intensiv und darf nur auf kleinen Hautflächen verwendet werden. Nicht für Kinder geeignet! Darf nicht in die Augen gelangen! Beachte bitte auch die Hinweise zur Verwendung von Minze und Minzöl.

Zutaten:

- 25 ml Pflanzenöl
- -3 g Bienenwachs
- 2 g Lanolin anhydrid (Wasserfreies Wollwachs)
- 50 Tropfen ätherisches Pfefferminzöl

Zubereitung:

- Gib das Öl gemeinsam mit Bienenwachs und Wollwachs in ein ausreichend großes Glas und erwärme es im Wasserbad
- Wenn alle festen Zutaten geschmolzen sind, nimmst du das Glas wieder heraus und lässt es ein wenig abkühlen.

- Nun fügst du das ätherische Öl hinzu und rührst die Mischung gut durch.

- Gieß die Salbenmasse in einen Tiegel und lass sie abkühlen.

- Erst wenn die Salbe fest ist wird die Dose verschlossen und beschriftet.

Melissencreme

Die Melissencreme eignet sich sehr gut zur Behandlung von Lippenherpes und kleineren, schlecht heilenden Wunden. Durch das Lanolin wirkt sie besonders pflegend auf die Haut.

Zutaten:

- 30 ml Melissen-Ölauszug

- 5 g Lanolin anhydrid (Wasserfreies Wollwachs)

- 3 g Wollwachsalkohole

- 10 ml Melissentinktur

- 20 ml Wasser (Mineralwasser oder destilliertes Wasser)

- wenn gewünscht: Konservierungsmittel

- optional: 20 – 30 Tropfen ätherisches Melissenöl. Da dieses nicht unbedingt billig ist, kannst du auch ein anderes Öl mit ähnlicher Wirkung verwenden, z.B. Salbei oder Rosmarin

Vorbereitung:

- Herstellung des Melissenöls erfolgt genauso wie beim Ringelblumenöl

- Melissentinktur kannst du kaufen, aber auch selbst machen: Dazu gibst du frische oder getrocknete Melissenblätter in ein Glas und füllst dieses dann mit klarem Alkohol (aus der Apotheke, aber es klappt auch mit Wodka oder Doppelkorn) bis alle Pflanzenteile bedeckt sind. Verschließ das Glas und stelle es an einen sonnigen Platz. Die Tinktur kann zwischen 10 Tagen und 6 Wochen ziehen, je nach gewünschter Stärke. Anschließend filterst du die fertige Tinktur und füllst sie in eine Flasche aus Braunglas. Auch hier darfst du nicht die Beschriftung vergessen.

Zubereitung:

- In einem Glas vermischst du Öl, Lanolin und Wollwachsalkohole. Das ist die Fettphase.

- Nun gibst du in ein zweites Glas Wasser und Melissentinktur. Das ist die Wasserphase.

- Beide Gläser werden nun im Wasserbad erwärmt, bis alle Bestandteile der Fettphase geschmolzen sind.

- Nun mischst du die Wasserphase unter ständigem Rühren nach und nach unter die Fettphase.

- Nimm das Glas aus dem Wasserbad und rühre solange, bis die Creme auf Handwärme abgekühlt ist. Jetzt kannst du noch ätherische Öle und Konservierungsmittel hinzufügen, wenn du willst.

- Füll die Salbenmasse in die bereitstehenden Tiegel, verschließe und beschrifte sie.

Selbstgemachte Hustenbonbons

Hustenreiz und Halsschmerzen können wirklich unangenehm werden. Zum Glück gibt es viele Kräuter, mit denen die fiesen Erkältungsbeschwerden sanft gelindert werden können. Diese Hustenbonbons kombinieren verschiedene wirksame Heilkräuter mit wohltuendem Honig und sind noch dazu ganz einfach herzustellen.

Zutaten:

- Je ein Teelöffel getrocknete oder frische Kräuter: Thymian, Salbei, Pfefferminze, Lavendel, Kamille, Fenchel, Anis, usw. Du kannst die Mischung ganz nach deinem persönlichen Geschmack zusammenstellen.

- 200 g Honig (vegane Alternative: Agaven- oder Apfeldicksaft)

- 200 ml Wasser

- evtl. Steviapulver oder Puderzucker

Zubereitung:

- Wasser aufkochen und Kräutermischung damit übergießen. 20 – 30 min ziehen lassen, anschließend abseihen.

- 150 ml des Auszugs mit dem Honig in einer Pfanne bei mittlerer Hitze karamellisieren lassen. Wenn du es ganz genau nehmen willst, dann darf der Honig nicht über 38 °C erhitzt werden, da er sonst seine Wirkstoffe verliert. Permanent gut rühren, damit nichts anbrennt.

- Nach etwa 30 min beginnt die Bonbonmasse zu schäumen, nun kannst du sie vom Herd nehmen.

- Jetzt gießt du den Topfinhalt in kleine Förmchen. Wenn du keine speziellen Bonbonformen hast, eignen sich auch Eiswürfelformen aus Silikon oder Muffinförmchen aus Papier. Alternativ kannst du die heiße Bonbonmasse auch auf Backpapier klecksen.

- Wenn die Bonbons ganz abgekühlt sind, kannst du sie in etwas Steviapulver oder Puderzucker wälzen. Das sieht nicht nur hübsch aus sondern verhindert auch, dass die Bonbons in der Dose aneinander kleben.

Fenchelhonig

Bei Husten, Halsschmerzen und anderen Erkältungsbeschwerden hat sich Fenchelhonig bewährt. Es gibt viele Rezepte des leckeren Hausmittels, dessen milder Geschmack auch bei Kindern sehr beliebt ist.

Beachte bitte, dass Honig und Fenchelzubereitungen nicht für Kinder unter einem Jahr geeignet sind!

Zutaten:

- 500 g flüssiger Imkerhonig

- Früchte des Bitterfenchels

Zubereitung:

- Die verwendete Menge Fenchelfrüchte richtet sich nach der gewünschten Wirkstoffintensität (1 g enthält etwa 0,05 g ätherisches Öl). Für einen Anteil von 0,25 g Öl pro 500 g Honig brauchst du 5 g Fenchelfrüchte, also etwa 2 Esslöffel voll. Für einen intensiveren Fenchelhonig musst du die Menge entsprechend anpassen. Wenn du dir unsicher bist, dann vergleiche die Fenchelölkonzentration verschiedener Fertigprodukte miteinander oder frage in der Apotheke nach.

- Im Mörser werden die Fenchelsamen nun gequetscht. Wenn du keinen Mörser hast, dann kannst du die Früchte auch in eine Gefriertüte füllen und dann einige Male schwungvoll mit dem Nudelholz überrollen.

- Jetzt rührst du die Fenchelfrüchte in den Honig. Fertig!

Anti-Kater-Tee

Dieser Tee hilft all denen auf die Beine, die am Abend zuvor zu tief ins Glas geschaut haben und mit Kopfschmerzen, Übelkeit und Kreislaufproblemen aufgewacht sind. Die Zubereitung ist ganz einfach und sollte auch verkatert kein Problem sein. Seine Wirkung beruht auf allem auf Ingwer, der den Magen stärkt, die Übelkeit bekämpft und den Kreislauf anregt.

Zutaten:

- 4 frische Ingwerscheiben, ca. ½ cm dick

- 1 Zimtstange

- 2-3 Apfelspalten

- ½ l Wasser

- ein paar Spritzer Zitronensaft

Zubereitung:

- Alle Zutaten in einen Topf geben und für etwa 15 Minuten köcheln lassen. Danach abseihen, nach Geschmack mit Honig süßen und schluckweise trinken.

Schlusswort & Haftungsausschluss

Vielen Dank für den Erwerb dieses Buches! Hoffentlich konnte es dir dabei helfen, deine Kenntnisse über das weite Feld der Phytotherapie zu erweitern oder aber dieses Thema ganz neu für dich zu entdecken. Falls du mehr über Heilpflanzen wissen möchtest, dann ist mein erstes Buch "Pflanzliche Antibiotika & Antivirale Heilmittel – Die Heilkraft aus der Natur" perfekt für dich. Natürlich nur, wenn du es noch nicht gelesen hast.

Vielleicht hast du jetzt gleich Lust bekommen, dich in die Küche zu stellen und deine eigene Ringelblumensalbe anzurühren. Dann lass dich nicht aufhalten! Bedenke aber bitte auch, dass Heilpflanzen keine harmlosen Blümchen, sondern wirksame Werkzeuge sind, mit denen wir Krankheitserreger bekämpfen und unseren Körper stärken können. Sie können aber auch Nebenwirkungen und Allergien auslösen und sind nicht für jeden gleich gut geeignet. Informiere dich umfassend über die Heilpflanzen, die du verwenden möchtest und hinterfrage diese Informationen bitte auch. Aufhorchen solltest du, wenn ein Mittel als wahres Wundermittel angepriesen wird und angeblich eine Vielzahl verschiedenster Krankheiten heilen kann, dabei aber kaum Nebenwirkungen hat. Es ist nämlich eher andersherum: Ein Wirkstoff ohne Nebenwirkungen wird auch keine positiven Effekte haben.

Und jetzt viel Spaß beim Anwenden deines neuen Wissens, beim Ausprobieren und Lernen. Denn es gibt noch viel mehr Salbenrezepte, unendlich viele Teemischungen und natürlich noch viel mehr Heilpflanzen, die es zu entdecken gilt.

Urheberrechte

Die Inhalte dieses Werkes unterliegen dem deutschen Urheberrecht. Die Vervielfältigung, Bearbeitung, Verbreitung und jede Art der Verwertung außerhalb der Grenzen des Urheberrechtes bedürfen der schriftlichen Zustimmung des jeweiligen Autors bzw. Erstellers. Downloads und Kopien dieser Seite sind nur für den privaten, nicht kommerziellen Gebrauch gestattet.

Email Newsletter

Anmeldung per Email um über Neuerscheinungen und News informiert zu werden, bitte eine Email an newsletter@mira-brand.de senden.

Gratis Ebook zum schmökern

Hier ist der Link zu einem meiner Ebooks, dass nach eintragen in meiner Emailliste gratis heruntergeladen werden kann.

http://miraebook.buch-autoren.de/